看護管理者の
コンピテンシー・モデル
開発から運用まで

虎の門病院看護部 編

【執筆】

第1章	宗村美江子	コンピテンシー研究会
	笠松　由佳	(株)新井湯
第2章	中村美也子	元　虎の門病院
	三谷千代子	虎の門病院看護部次長
	犬童千恵子	同　　同
	福家　幸子	同　　同
	若本　恵子	同　　副院長・看護部長
	山本　和枝	虎の門病院
	笠松　由佳	
第3章	橋本　末子	元　虎の門病院
	若本　恵子	
第4章	金子　弘美	虎の門病院看護部次長
	田沢　弘子	元　虎の門病院
第5章	宗村美江子	

看護管理者のコンピテンシー・モデル──開発から運用まで

発　行　2013年9月1日　第1版第1刷Ⓒ
　　　　2025年7月1日　第1版第10刷

編　著　虎の門病院看護部

発行者　株式会社　医学書院
　　　　代表取締役　金原　俊
　　　　〒113-8719　東京都文京区本郷1-28-23
　　　　電話　03-3817-5600(社内案内)

印刷・製本　山口北州印刷

本書の複製権・翻訳権・上映権・譲渡権・貸与権・公衆送信権(送信可能化権を含む)は株式会社医学書院が保有します．

ISBN978-4-260-01905-7

本書を無断で複製する行為(複写，スキャン，デジタルデータ化など)は，「私的使用のための複製」など著作権法上の限られた例外を除き禁じられています．大学，病院，診療所，企業などにおいて，業務上使用する目的(診療，研究活動を含む)で上記の行為を行うことは，その使用範囲が内部的であっても，私的使用には該当せず，違法です．また私的使用に該当する場合であっても，代行業者等の第三者に依頼して上記の行為を行うことは違法となります．

JCOPY　〈出版者著作権管理機構　委託出版物〉
本書の無断複製は著作権法上での例外を除き禁じられています．複製される場合は，そのつど事前に，出版者著作権管理機構(電話 03-5244-5088，FAX 03-5244-5089，info@jcopy.or.jp)の許諾を得てください．

はじめに

　本書は，看護師長や主任看護師など看護管理者の育成を支援するためのツールとして開発したコンピテンシー・モデルを紹介するものである。

　看護管理者は経験を積むことによって，また研修などで知識を得ることによって職務を遂行する能力を獲得していくが，保有する能力を発揮したかどうかが評価され，フィードバックを受けることによりさらに能力が向上していく。そのときのフィードバックを客観的で妥当性のあるものにするため，評価の基準にコンピテンシーを取り入れた。コンピテンシーとは，「ある職務や状況において，高い成果・業績を生み出すための特徴的な行動特性」であり，目に見える行動によって能力を発揮しているかどうか，どのような行動を学習することで成長できるかを判断できるからである。ただし，「コンピテンシー」＝「行動」という限定的な解釈ではなく，その行動を裏づける思考パターンにも焦点を当て総合的な能力を行動から分析していくという考え方をベースにしている。

　また，構築したコンピテンシー・モデルは人材育成，能力開発を目的としているため，看護管理者としての高業績の基準に限定せず，基礎的なレベルから高業績のレベルまで基準を6段階にして，レベルの変化（学習した部分）を評価することによってモチベーションを起こさせるものにしている。さらに，モデルの設計方法としては，実務に使用することを重視し，病院あるいは看護部組織にとって望ましいコンピテンシーを分析，抽出する演繹的な手法ではなく，看護管理者としての経験年数ごとに年数に応じて順調に成長している人の実際の行動からコンピテンシーを見つけていくという帰納法的アプローチにした。

　コンピテンシー・モデルを作成するにあたっては，まず手がかりとなる文献について検討を行なった。その結果，直接対象者に過去の経験について質問し，聞き取ったもののなかからコンピテンシーを抽出する方法を紹介しているスペンサーらの『コンピテンシー・マネジメントの展開』[1]を参考にすることにした。

　その後，2年の歳月を経て虎の門病院のコンピテンシー・モデルが完成した。看護管理者の能力向上につながるようコンピテンシー・モデルが活用されることが本書の目標である。

本書は5つの章から構成されている。

第1章では，コンピテンシー・モデルを開発することにした経緯を簡単に記述し，スペンサーらのコンピテンシー・ディクショナリーをもとに各コンピテンシーの用語の定義を提示する。また，コンピテンシー・モデルの運用により得られた効果や変化，そしてモデルの活用方法を紹介する。

第2章は，16のコンピテンシーについての概念ならびに6段階のレベルの違いを明確に理解できるよう各コンピテンシーの具体例を示す。

第3章は，コンピテンシー・モデルの運用方法を紹介する。コンピテンシー・モデルは組織の事情により多様な運用，活用が可能であるが，導入するときの参考になるように，運用に向けての準備から，いつ，だれが，どのように実施するのかについて詳しく述べる。

第4章は，コンピテンシー・モデル開発のプロセスを紹介する。インタビューの実施と，コンピテンシー・モデルの構築に向けてのデータ分析について説明する。実際にこれらの方法を実施するためには非常に手間がかかる。開発方法に興味のない読者はざっと読む程度でよいだろう。

第5章では，今後の展望と課題を3点挙げる。

われわれは，2007年度からコンピテンシー・モデルを運用している。看護師長，主任看護師の育成に効果的に使うことができ，組織としても得るものが多いと評価している。本書が，多くの病院で看護管理者の育成のために多方面から活用されることを歓迎する。

2013年8月

　　　　　　　　　　　　　　　　　　　　　　　虎の門病院看護部
　　　　　　　　　　　　　　　　　　　　　　　宗村美江子

第1章　コンピテンシーの概要

コンピテンシー・モデル開発の必要性　2
- ◆看護管理者を育成する意義　2
- ◆看護管理者に求められる能力とは　2
- ◆看護管理者の能力を向上させるために必要なこと　2
- ◆進む看護管理者のコンピテンシー研究　3
- ◆看護管理にコンピテンシーをどう活用するか　4

「コンピテンシー」とは　5
1) 「コンピテンシー」とは　5
2) 「コンピテンシー・ディクショナリー」とは　6
3) コンピテンシー・モデルを活用する意義　7

コンピテンシー・モデル導入後の変化　10
1) 被評価者（主任）の声　10
2) 評価者（管理看護師長）の声　11
3) 組織全体の変化　11

コンピテンシー・モデルの活用　12
1) 管理者自身が活用する　12
    (1) 看護管理者として備えておくべきコンピテンシーを知る　12
    (2) 自己の実践を振り返って事例を書いてみる　12
    (3) 自己の強み・弱みを知る　12
    (4) 自己のレベルを知る　12
    (5) 自己の目標を定める　13
2) 組織全体で活用する　13
    (1) 組織として必要なコンピテンシーを決める　13
    (2) 役職ごとにレベルの設定を行なう　13
    (3) 運用方法を決める　13

第2章　コンピテンシー・モデル

コンピテンシーの概念を理解する
──事例の読み方　16
事例を読むポイント　17

コンピテンシー・モデル（解釈つき）一覧　18

クラスター《達成とアクション》　24
1) コンピテンシー〈達成重視〉　24
2) コンピテンシー〈イニシアティブ〉　30
3) コンピテンシー〈情報探求〉　34

クラスター《支援と人的サービス》　38
1) コンピテンシー〈対人関係理解〉　38
2) コンピテンシー〈顧客サービス重視〉　43

クラスター《インパクトと影響力》　48
1) コンピテンシー〈インパクトと影響力〉　48

クラスター《マネジメント能力》　53
1) コンピテンシー〈他の人たちの開発〉　53
2) コンピテンシー〈指揮命令──自己表現力と地位に伴うパワーの活用〉　59
3) コンピテンシー〈チームワークと協調〉　63
4) コンピテンシー〈チーム・リーダーシップ〉　67

クラスター《認知力》　71
1) コンピテンシー〈分析的思考〉　71
2) コンピテンシー〈概念化思考〉　75

クラスター《個人の効果性》　79
1) コンピテンシー〈セルフコントロール〉　79
2) コンピテンシー〈自己確信〉　84
3) コンピテンシー〈柔軟性〉　89
4) コンピテンシー〈組織へのコミットメント〉　94

第3章　コンピテンシー・モデルの運用方法

運用の流れ　100

1）運用を開始する前の準備　100
2）コンピテンシー・モデルの共通理解　101
3）運用マニュアルの作成　102
　（1）レベル0〜5に相当する職位の決定　102
　（2）評価者の決定　102
　（3）評価の頻度の決定　102
　（4）評価方法の決定　104
4）実例紹介　105
5）コンピテンシーレベル判定基準　109
6）評価会議のポイント　110

運用にあたってのQ＆A　112

1）事例が書けないときはどうすればよいか？　112
2）事例がコンピテンシーの内容と合っていないときはどうすればよいか？　112
3）被評価者の自己評価と上司の他者評価が異なる場合はどうすればよいか？　113
4）レベル決定に迷う場合はどうすればよいか？　113
5）導入したが，コンピテンシーが共通認識できていない場合はどうすればよいか？　114

コンピテンシー評価結果の活用　115

1）実践場面への活用　115
2）看護管理者選出への活用　115
3）院内教育プログラムへの援助者選出への活用　116

第4章 コンピテンシー・モデル開発のプロセス

コンピテンシー・モデル開発のステップ　118
1) 組織として，管理者に求める能力（コンピテンシー）を定義する　118
2) 定義した能力をもつ管理者を選出する　120
3) 選出した管理者にインタビューを行ない，データ収集する　121
　(1) 面接の準備　121
　(2) 面接の実際　123
4) 収集したデータからコンピテンシーを抽出する　123
　(1) コンピテンシーの抽出　123
　(2) コンピテンシーのグループ分け　125
5) 抽出したコンピテンシーをレベルづけする　125
6) コンピテンシー・モデルを作成する　125

コンピテンシー・モデルの妥当性の検証　128
1) 抽出したコンピテンシーの妥当性を検証する　128
2) コンピテンシーレベルの分類について妥当性を検証する　131
3) 予見的妥当性によって検証する　131

コンピテンシー・モデルの改訂　133

第5章　今後の展望と課題

評価者の質の担保について　136
キャリアラダーとの連動について　137
抽出されていないコンピテンシーについて　138

はじめに　iii
おわりに　139
■付録　コンピテンシー・モデル一覧　140
引用・参考文献　144

表紙・本文レイアウト／有限会社ベーシック　編集協力／歌川敦子

第1章
コンピテンシーの概要

第1章
コンピテンシーの概要

コンピテンシー・モデル開発の必要性

◆看護管理者を育成する意義

　医療の質を確保するためには，人的資源の質向上が必須のものとなる。病院組織においては，職員を適切に登用・配置し，育成していくことが，病院の経営体制を支え，強化することにつながる。

　個々の病院により多少異なるが，看護部組織においては，部門管理者として看護部全体の目標の達成や業務に全責任を負う看護部長，看護単位の責任者である看護師長，直接業務を監督する立場である主任看護師の三者が，それぞれ相互に関連し整合性を保って看護マネジメントを実践している。患者満足度の高い看護を実践するためには，看護管理者を育成することが大きな意味をもつ。

◆看護管理者に求められる能力とは

　日本看護協会は，看護管理者に求められる能力として「専門的能力：当該組織の目的達成のために必要な実践上の知識と技術」「対人的能力：他人と協調して効果的に仕事ができチームワークをとる能力」「概念的能力：物事の関係性を幅広く考え長期的計画を立てる能力」の3つを示しており[2]，看護管理者が自分の役割を果たすうえで必要な能力の基幹を理解することに役立つ。

　また，看護管理者として必要な最低限の課題を標準化した『ナースのための管理指標（Management Index for Nurses）』[3]が開発され，「計画：組織の目標をメンバーが理解し共有しているか」「動機づけ：個人のやる気を大切にして，これを支援しているか」「教育：新しい知識を取り入れた学び合える組織か」「コミュニケーション：個人個人の意思疎通は十分できているか」「組織：効率的に組織運営できているか」「アウトカム：成果が結果として現れているか」の6つのカテゴリーから，看護管理者が看護マネジメントについて自己評価することができるようになった。これを活用することにより，看護管理者としての課題解決の方向性を見出すことが期待される。

◆看護管理者の能力を向上させるために必要なこと

　一方，看護管理者の能力を向上させるには，目標を達成し職務上の成功を収めるために，自分のどの能力がどれだけ不足しているかについてのアセスメントを看護管理者自身が行ない，行動目標を明

確にする必要があり，そのためには看護管理者が自身の能力について的確なフィードバックを受けることが重要となる。しかし，これまで看護管理者に期待する役割や機能が提示され，目標管理において達成度や成果が評価されることはあっても，看護管理者を育成するための客観的なフィードバックについての検討はされてこなかった。

　そこで虎の門病院看護部（以下，当院）は，看護管理者がめざすべき姿を明らかにし，自己評価を行なったうえで客観的な他者評価を受け，自らの長所や短所を再認識することが可能となる基準を明らかにしたいと考えた。さらに，できるだけ客観的な基準にするために，看護管理者が備えている知識や技術だけではなく，それらに価値観や特性を含めた表面に表われる実際の行動に焦点を当てること，すなわちコンピテンシー（卓越者の行動特性）に着目してモデルを作成することを考え，2005年にプロジェクトチームを立ち上げ開発に着手した。

◆進む看護管理者のコンピテンシー研究

　看護管理者のコンピテンシーに関する研究では，コンピテンシーの観点から，部下が望む看護師長像[4]，既成のコンピテンシー・モデルに基づく主任看護師（以下，主任）のコンピテンシーについての分析[5]，PFI（Private Finance Initiative）導入時に看護管理者が発揮したコンピテンシーの分析[6] が報告されており，組織が期待するコンピテンシーや，看護管理者が保有または発揮したコンピテンシーが指摘されている。しかし，明らかになったコンピテンシーを看護管理者の育成に役立てている報告は見当たらない。

　そこでわれわれは，看護管理者のコンピテンシーを明らかにするとともに，それをもとに看護管理者の育成，能力開発に有用な仕組みをつくることが重要と考えた。コンピテンシー・モデルは低いレベルから高いレベルへと段階的に進む設計となっており，看護管理者にどのような変化があったかを測ることができるようになっている。

　スペンサーらが行なった行動結果面接法[1] を参考にして，看護管理者に対するインタビューを行ない，後述の第4章のプロセスを経て2007年に当院のコンピテンシー・モデルは完成した。これは6つのクラスター（群），16のコンピテンシーで構成され，各コンピテンシーが6段階のレベル別に整理されている。このモデルの運用

第1章
コンピテンシーの概要

コンピテンシー・モデル
開発の必要性

第1章
コンピテンシーの概要

コンピテンシー・モデル
開発の必要性

を開始して，被評価者からは，管理者として求められている能力が具体的に理解できる，自分の強みと弱みがわかる，などの感想が聞かれており，看護管理者が自身の能力に対するアセスメントを行なうのに役立っていることがわかる。また，各自が明確な行動目標をもって職務にあたるためパフォーマンスが上がり，達成感や充実感が向上した人が増えたと評価している。

◆看護管理にコンピテンシーをどう活用するか

また，以前は看護師長の推薦によって主任を任用していたために，上司との相性などに左右され，判断が偏る可能性が排除できずにいたが，コンピテンシー・モデルの最下位のレベルを主任選出のときの基準としたことで，明確な基準による客観的な任用が可能になった。このようにコンピテンシー・モデルは最初から16のコンピテンシー，各6段階すべてを使った運用だけでなく，1つのレベルをある職位の選出基準として用いたり，看護部組織として重要と考えるコンピテンシーを選んで，その能力を開発，強化するために使用したりするなど，部分的に活用することも可能である。また，組織のニーズに合わせて，導入しやすいところから始めてみるなど，さまざまな応用，多様な使い方があり得る。

「コンピテンシー」とは

1）「コンピテンシー」とは

　コンピテンシーとは，ある職務や状況において，高い成果・業績を生み出すための特徴的な行動特性のことである。現在，国内外の一部の企業の採用，昇格などの人事管理に応用されており，さらには人材育成の重要な概念として注目されている。

　コンピテンシーに関する理論は1970年代にハーバード大学の心理学者マクレランドによる，米国務省の外務情報職員の選考に際して行なった研究が始まりとされている。当時，国務省で行なわれていた"一般教養や文化についての知識，語学力や経済学や行政学についての専門知識を問う従来型の選抜方法"の得点と業務の成功との間に相関がほとんど見られず，従来の試験方法が機能していないことが判明した。そこで単なる聞き取り調査だけでなく，各人が経験した成功談と失敗談を語らせたうえで質問する"行動結果面接（BEI, Behavioral Event Interview）"を行ない，ハイパフォーマンス職員と平均的職員との差を分析したところ，ハイパフォーマーに特徴的な行動特性，すなわちコンピテンシーが見出された。

　このコンピテンシー理論の説明として，氷山モデル（図1-1）がよく用いられる。人は知識や技術だけでなく，特性や価値観と合わせて行動しており，知識や技術に加えた価値観や特性を含めた全体

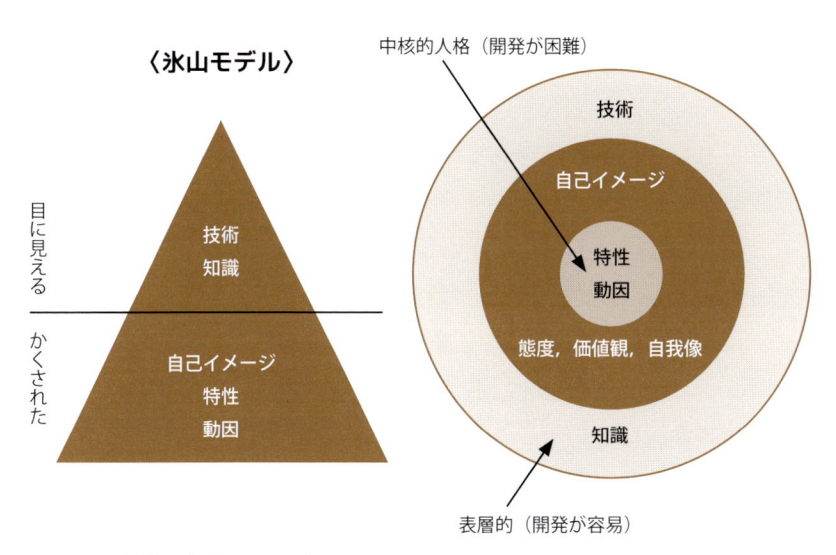

図1-1　中核と表層のコンピテンシー
ライル・M・スペンサー，シグネ・M・スペンサー著，梅津祐良ら訳：コンピテンシー・マネジメントの展開［完訳版］．14，生産性出版，2011．図2-1より（一部改変）

第 1 章
コンピテンシーの概要

「コンピテンシー」とは

を反映した行動のうち，成果につながる行動をコンピテンシーと考える。すなわち"目に見える知識，技術"や"目に見えない価値観，特性"をそれぞれ単独としてではなく，"それらすべてを統合した結果としての行動"を重視するという考え方である。

スペンサーら[1]によると，表層に位置する知識（特定の内容領域で個人が保持する情報）と技術（職務を遂行する身体的，心理的能力）のコンピテンシーは目に見えやすく，訓練により比較的開発しやすいとされている。

氷山の底に位置する中核的人格にある動因（個人が行動を起こすときに常に考慮し，願望するさまざまな要因）と特性（身体的特徴，あるいはさまざまな状況や情報に対する一貫した反応）に関わるコンピテンシーは，評価することも開発することも最も難しい。

前者2つのコンピテンシーの中間に位置するのが自己イメージ（個人の態度，価値観，自我像）に関するコンピテンシーである。自己確信といった態度や価値観は，長い時間と困難を伴うが，訓練や心理療法などの積極的な開発経験を通じて変容が可能としている。

2)「コンピテンシー・ディクショナリー」とは

コンピテンシーは人の行動に焦点を当てるため，職務や状況により必要とされるコンピテンシーは多岐にわたる。企業や人事系コンサルタント会社などではそれぞれのコンピテンシー項目のセットを設定しているが，比較的似通ったものが多い。

また，コンピテンシーを導入する組織向けに詳細なコンピテンシー・ディクショナリー（コンピテンシーごとにその力量をレベルづけした尺度）が作成されている。ここでは，スペンサーらのコンピテンシー・ディクショナリー[1]を紹介する（表1-1）。

このコンピテンシー・ディクショナリーは，20のコンピテンシーを社会的動因と実際に示された行動との関連を分析することにより6つのクラスター（群）に分類している。スペンサーら[1]によると，コンピテンシーを包括的な形で示しており，それに伴う尺度もすべての職務に対応可能なように作成されており，さまざまな分野での適応が可能であるとしている。しかし，包括的な尺度であるがゆえに，具体的に個別の職務にぴったり合致するわけではなく，すべてのコンピテンシーがすべての職務に該当するとは限らない。また，その職務に不可欠なコンピテンシーである場合でも，尺度レベ

ルがすべて適切であるわけではない。したがって，コンピテンシー・ディクショナリーを効果的に活用するには，それぞれの職務に不可欠なコンピテンシーごとに，必要最低レベルと卓越を峻別する基準を決めるためのコンピテンシー分析が求められるとしている。

3）コンピテンシー・モデルを活用する意義

コンピテンシーの特徴は，知識，技術，態度，価値観，特性の複合体として表われる人の客観的な行動に着目する点である。行動（事実）は客観的であるため，採用，評価，適正配置などの人事管理から，教育などの人材開発まで応用が可能である。

▶採用◀

組織が求める基準を満たす人材を採用できる。あるいは基準を満たさない人材を回避できる。

▶評価◀

客観的な行動とその結果により評価されるため，評価の公平性，透明性が増す。

▶適正配置◀

各ポジションに要求される基準を満たした人材を配置できる。当然ながら求められる基準の組み合わせは職種，状況により異なる。

▶教育・人材開発◀

客観的な行動目標が設定されるため，学習者，指導者ともに目標が明確になり，カリキュラム開発，評価が効率的になる。またコンピテンシーの獲得を目標とするため，学習者個々の学習段階に応じた教育が可能である。

第1章
コンピテンシーの概要

「コンピテンシー」とは

表 1-1　コンピテンシー・ディクショナリーのクラスターとコンピテンシー

クラスター	コンピテンシー	定　義
達成と アクション	達成重視	すぐれた仕事を達成し，あるいは卓越した基準に挑む姿勢。
	秩序・クオリティ・正確性への関心	取り巻く環境における不確実性を減らす基本的動因。職場を整然とした状態に保つレベルから，データの秩序とクオリティを向上させるための新しい複雑なシステムを築き上げるレベルまでが含まれる。
	イニシアティブ	行動を起こすことに対する強い志向。職務で要求され期待されている以上のことを実行し，誰からも求められていないことを遂行し，その結果，職務上の成果を向上させ，補強し，問題を回避し，さらに新しい機会を見つけたり，生み出したりすることに貢献する。
	情報探究	状況を「額面どおり」に受け取らず，さらに多くの情報を得ようとする意欲。生来の好奇心や，物事，人間，課題についてももっと知りたいと願う欲求が情報探究を後押しする。
支援と 人的サービス	対人関係理解	他の人たちを理解したいという願望にもとづく。他の人たちの言葉に表われない，ないしは部分的にしか表わされない考え方，感性，懸念を正確に聞き取り，理解する能力を指す。
	顧客サービス重視	他の人たちのニーズに応え，支援し，サービスを提供したいという願望を指す。顧客やクライアントのニーズを発見し，満足させる努力に専念すること。
インパクトと 影響力	インパクトと影響力	他の人たちが語り手の考え方を支持してくれるように，他の人たちを説得し，信服させ，印象づける意思，あるいは他の人たちに特定のインパクトや効果を与える願望を指す。
	組織の理解	自分自身の組織，あるいは他の組織内のパワー関係を理解する能力を指す。
	関係の構築	職務に関連する目標の達成に貢献している人たち，将来貢献してくれるであろう人たちと接触して，友好的で温かい関係やネットワークを築き，維持すること。
マネジメント 能力	他の人たちの開発	インパクトと影響力の特別な形態であり，意図は，1人または何人かを教育し，開発を促す点に求められる。

クラスター	コンピテンシー	定　義
マネジメント能力	指揮命令：自己表現力と地位に伴うパワーの活用	ある個人がその願望に他の人たちが従うことを促す意思の表明。個人に備わるパワーや個人の地位に備わるパワーを，組織の長期的な成功を念頭に置いて効果的かつ適切に活かすことが求められる。
	チームワークと協調	他の人たちと協力して働き，チームの一員となって他のメンバーと助け合うという純粋な意思が要求される。
	チーム・リーダーシップ	チームあるいは他のグループのリーダーとしての役割を担うことに対する意思を指し，他の人たちをリードしたいという願望を伴う。
認知力	分析的思考	ある状況をさらに細かい部分に分解して理解する。あるいは状況に含まれる意味を段階的に原因追究する形で追跡することを指す。
	概念化思考	各部分をまとめて状況や問題を理解し，大きな絵を描き出す能力を指す。
	技術的・専門的・経営的能力	職務に関連する知識の体系（技術職，専門職，マネジメントの分野が含まれる）をマスターすると同時に，職務に関連する知識をさらに発展させ，他の人たちに伝えていくモチベーションを備えていることが求められる。
個人の効果性	セルフ・コントロール	他の人たちからの反対や敵意に出会ったとき，あるいは強いストレスのもとで働くときに，自分が感情をコントロールし，破壊的な行動に走る誘惑に打ち勝つ能力を指す。
	自己確信	タスクを達成する自分自身の能力に対するその個人の信念，確信を指す。次第に挑戦を高める状況に対応し，意思決定や意見の形成を行ない，失敗に対して建設的に対応する確信を示す行動が含まれる。
	柔軟性	さまざまな状況，個人，グループに適応し，効果的に仕事を進める能力を指す。また，ある課題に対するさまざまな，相反するものの見方を理解し，評価する能力，さらに自分の組織や職務要件の変化に応じて自らを適応させ，変えていく能力を含む。
	組織へのコミットメント	組織目標を追求し，組織のニーズを満足させる形で，個人の行動を組織のニーズ，プライオリティ，ゴールに整合させる能力と意欲を指す。

第1章 コンピテンシーの概要

コンピテンシー・モデル導入後の変化

コンピテンシー・モデルを導入してから,評価者も被評価者も含めて管理者全員がコンピテンシーを理解し運用するのに大変な労力を要した。しかし,評価を継続することで1人ひとりの主任,看護師長のみならず,組織的にも大きな財産を得ることができた。その声を紹介する。

1）被評価者（主任）の声

●管理者として求められている能力がわかる

　自分が主任として何を求められ,期待されているのか,具体的にイメージできるようになった。また,自分ができていること,できていないことが明確になるので,どうしていけばいいのか道筋ができた。自己評価のツールだと捉えている。（Mさん．主任3年目）

●自分の強みと弱みがわかる

　コンピテンシー全体をみて,自分が得意なのは「対人関係理解（他の人の感情や考えを理解する）」で,すごく苦手なのは,「指揮・命令（地位に伴うパワーを活用して自己主張をする）」だとすぐにわかった。だから「指揮・命令」のコンピテンシーを発揮しなければならない場面では,意識して行動するようにしている。（Kさん．主任7年目）

●モチベーションがアップする

　看護部長と直接話すチャンスがあるのは嬉しい。面接は緊張するし準備も大変だけれど,事例を読んでもらい,面接では,実践していることを聞いてもらえる。承認してもらえたという満足感があった。モチベーションアップにつながる。（Hさん．主任5年目）

●実践を事例として概念化する能力がつく

　日頃,実践者として瞬時に頭で考えて行動していることをコンピテンシー事例にまとめ文章化することは難しいが,繰り返し書くことで書けるようになった。管理者として,事例の形でまとめる力は必要だと思う。（Iさん．主任3年目）

2）評価者（管理看護師長）の声

●課題が明確化することにより人材育成に活用できる

　コンピテンシーを導入して，それぞれの主任の問題点や課題が明確になった。主任を育成するときに，どこを重点的に，どのように関わればよいのかも自分のなかで明確になった。（Tさん．管理看護師長10年目）

●組織として必要な人材の登用へとつなげられる

　次年度の主任を誰にしようか考えるときに，自分個人の価値基準だけで判断するのではなく，コンピテンシーを備えているかという視点で，組織として公平な視点で推挙できるようになった。（Nさん，管理看護師長9年目）

3）組織全体の変化

●管理者の離職率が低下

　主任の離職率が低下した。コンピテンシー導入によるものだけではないと思うが，漠然としかわからなかった「求められているもの」が理解でき，やりがいにつながったのだと思う。（看護部長・副院長）

●コンピテンシーが共通用語に

　看護部の全管理者がコンピテンシーを共通用語として，日常のなかで語ることができるようになった。例えば，主任の課題を話し合うとき，「Aさんは『チームワークと協調』が優れているが，『分析的思考』が弱い」など，コンピテンシーを理解したうえでの議論ができる。（Kさん．管理看護師長5年目）

●看護部長の現場把握をより可能に

　年度末に，主任全員とコンピテンシーのレベル決定を行なう面接を実施し，コンピテンシー事例を発表してもらっている。病棟の特徴や傾向をはじめ，医師などの他部門に至るまで，各病棟を詳細に把握できるようになりおもしろい。看護師長のマネジメントも主任を通して把握できる。（看護部長・副院長）（分院総看護師長）

コンピテンシー・モデルの活用

　コンピテンシー・モデルは，組織全体で導入し活用するだけではなく，看護管理者個人で学び，活用することが可能である。看護管理者個人が活用する場合，組織全体で導入する場合について，以下に紹介する。

1）管理者自身が活用する
（1）看護管理者として備えておくべきコンピテンシーを知る
　看護管理者のコンピテンシーとは，看護管理者として求められている，期待されている能力である。まずは，看護管理者としての高い成果，業績を生み出すための特徴的な6つのクラスター，それに含まれるコンピテンシーを理解しよう。日々，このコンピテンシーを意識して実践できると，よいアウトカムが得られ，つまりハイパフォーマーになるのである。

（2）自己の実践を振り返って事例を書いてみる
　コンピテンシー全体を理解したら，自己の実践を振り返り具体的な事例を書いてみよう。各コンピテンシーの定義や概要を頭で理解し，自分はできていると感じても，実際に事例を書いてみると容易でないことも多い。病院全体で，コンピテンシー・モデルを取り入れる，取り入れないにかかわらず，事例を繰り返し書くこと，ポイントを押さえることによって，コンピテンシーの理解が進み，自己の実践にも意図して役立てることができるようになる。

（3）自己の強み・弱みを知る
　次は，自分の得意なコンピテンシー，不得意なコンピテンシーは何かを考えてみよう。日々の実践を振り返ると，自分が苦労せずとも自然と実践できているコンピテンシーがある。一方で，ほとんど実践していない，事例が思いつかないコンピテンシーもある。得意なところは伸ばし，不得意なところは課題として取り組むことができる。

（4）自己のレベルを知る
　コンピテンシーにはレベルがある。レベルの違いは，与える影響の範囲の広さ，複雑さ，困難の度合いなどの差である。例を挙げると，「達成重視」（管理者として目標を立案し達成する）のコンピテンシーでは，目標は，自分の個人的な目標から，自分の監督するチームの目標，部署全体の目標，チャレンジングな目標というよう

に，レベルが上がるにつれ範囲が拡大し，達成することも困難となっていく。自分の実践を振り返り，どのレベルの実践ができているのか見定めよう。

（5）自己の目標を定める

現在の自分のレベルを見定めたら，目標の設定ができる。全体のコンピテンシーのなかから，不得意なコンピテンシーを抽出し取り組むという目標でもよい。あるいは，現在はレベル1だから次年度はレベル2を目標にするというように，レベルアップを目標にしてもよい。

2）組織全体で活用する

（1）組織として必要なコンピテンシーを決める

看護管理者に求められるコンピテンシーは，組織によって異なるのが当然である。組織全体でコンピテンシーを活用する場合，検討すべき1点目は，自分の組織独自のコンピテンシー開発に取り組むかどうかである。2点目は，開発をしない場合は，当院のコンピテンシー・モデルをすべて使用するかどうかである。組織として必要なコンピテンシーを取捨選択して使用することも可能である。

（2）役職ごとにレベルの設定を行なう

組織ごとに，組織の規模，看護管理者の役職の数，責任の範囲などが異なるであろう。自分の組織の看護管理者に求めるレベルを設定する必要がある。例えば，レベル0～3を主任，レベル4，5を看護師長に設定する。あるいは，レベル0を主任，レベル1，2を看護師長に設定するなど，組織ごとにすべてのレベルを用いるか否かも含めて設定するとよいだろう。

（3）運用方法を決める

看護管理者の役職ごとのレベルが決定したら，具体的な運用方法を決める。詳細は第3章の運用方法を参考にしてほしい。さまざまな運用方法が考えられるが，ここではいくつかの例を示す。

・面接回数：年1～2回
・事例をコンピテンシー事例記入用紙に記載する回数：年1～2回
・記載する事例の数：各看護管理者が，自分の実践を振り返りコンピテンシーごとに事例を記載するのだが，記載する事例の数は，レベルごと全部のコンピテンシーにするのか（レベル0は16事例，レベル1・レベル2は18事例，レベル3は22事例，レベル4は25事例，レベル5は17事例）。

第 1 章
コンピテンシーの概要

コンピテンシー・モデルの活用

あるいは，毎年取り組むクラスターやコンピテンシーを決め，書く事例を絞るのか，などがある。

第2章
コンピテンシー・モデル

第2章
コンピテンシー・モデル

コンピテンシーの概念を理解する
——事例の読み方

　本章では，実際の具体例に沿って各コンピテンシーの概念を理解していく。これまでに説明してきたコンピテンシー・モデルは，それぞれの行動特性を抽象化した汎用性のある言葉で表現してきた。ここでは，看護管理者のめざすべき行動特性を具体的な事例を用いて説明していく。それらの要素が含まれた具体例を読むことで，コンピテンシー・モデルを活用すると，実際にどんな成果を上げることができるのかがイメージしやすくなるだろう。また，それぞれのコンピテンシーにレベルがあるので，どの程度の行動がどのレベルにあたるか，レベルの段階的違いが理解しやすくなることも期待できる。理屈として理解した内容が，現実にはどのような行動をとることなのか，多様な具体例を通して実感できるのではないだろうか。

　その一方で，具体例だけに視点が向いてしまうと，根本的なコンピテンシー・モデルの理解を，むしろ妨げることにもなりかねないので注意が必要である。具体例にある状況は，かつての自分の体験と重ねて共通認識できる部分が多く，容易にイメージすることができるだろう。そのため，例えば，具体例に新人指導の場面が出てくると，このコンピテンシーは，指導の際に発揮する能力なのだと安易に関連づけて理解してしまうことがある。そのような表層的な理解では，意図的にコンピテンシーを使いこなしていくことはできない。これから読む事例は，あくまでも，数多くの具体例のごく一部であり，実践できる状況はあらゆる場面にあるということを忘れないでほしい。

　次のポイントが事例理解を助けるので，活用してほしい。

事例を読むポイント

・どのコンピテンシーについての事例かを意識しながら読む。

・そのコンピテンシーの重要な要素（各項目の説明に書かれている）が事例のどの部分かを理解する。

・レベルごとの違いがどこなのかキーワードを押さえる。

・よくわからなくなったときは，いったん事例から離れ，コンピテンシー・モデルの定義に戻る。

コンピテンシー・モデル（解釈つき）一覧

クラスター	コンピテンシー	レベル0	レベル1	レベル2
達成と アクション	達成重視	**001a** 効率よく仕事をしている 業務内容の量，時間，実施順，必要性などを考慮して行動している	**101a** 業務の無駄や非効率を見つけ，問題提起ができる 業務の無駄や非効率に気づいて問題提起ができればよい	**201a** 業務の無駄や非効率を見つけ，業務改善を効率的に進める 気づいた問題に対して改善策を実行している
		001b 自己の目標達成に向けて前向きに取り組んでいる 目標が明確で，自発的に目標達成のための行動をしている	**101b** チームの目標達成に向けて取り組んでいる チームの目標達成に向けて取り組んでいる（目標の対象がチームにとどまっている）	**201b** 部署の目標達成に向けて取り組んでいる 部署全体の目標について達成するための取り組みを行なっている（目標はチーム内にとどまらず，部署全体の目標）
	イニシアティブ	**002** 監督されなくても仕事を遂行する 他者の存在や促しなどがなくても，自発的に必要な行動をしている	**102** 障害や反対を克服するために粘り強く行動する 物事がうまく運ばなくとも簡単に諦めない姿勢，行動（何とかしたいという情熱をもっていることが大切）	**202** 現在の状況を把握し，問題解決のための行動を起こす 現状を把握し，問題をすぐに解決できる行動を起こす（その場ですぐに解決できるレベルの問題）
	情報探求	**003** 自分が把握すべき情報を認識する 自分の立場なら，どのような内容を知るべきかを自分で決められる	**103** 正確な情報を求めて質問する 問題認識をもって，掘り下げるために当事者に直接確認する	**203** 特定の問題について，その問題に深い関わりをもつ人たちに質問する 問題に関わる人たちから広く情報を集める
支援と 人的サービス	対人関係理解	**004** 他の人たちの感情を理解する 他者と接したとき，相手がどんな感情を抱いているかを推し量ったり，尋ねたりして関心を寄せていることが伝わる言動をとっている	**104** 他の人たちの感情と考え方を理解する 他の人たちが接触してきたら，相手の話に耳を傾け，感情と考えを理解する	**204a** 積極的に他の人たちの理解に努める 積極的に自分から他の人たちに接触し，話を聞き，相手を理解する
				204b 自分の感情，考えを表出する 他の人たちの話を聞くときに，相手の言葉や態度に対して抱いた感情や思いをそのまま伝える（感情的ではなく冷静に言葉にして伝える）
	顧客サービス重視	**005** 患者・家族の根底にあるニーズを把握しようとする意欲がある 患者・家族のニーズが何であるのかを自発的に探究している	**105** 患者・家族の根底にあるニーズを把握する 自ら必要な行動を起こし，患者・家族の根底のニーズを把握している。しかし，ニーズに応えられたかどうかの結果は，まだ出ていない段階	**205** 患者・家族の根底にあるニーズに応えるために，ルーティン以上の対応をする（通常の努力の2倍まで） 通常では，対応できない内容にも，自ら妥当な打開策を見出し，具体的な行動を起こしている

レベル3	レベル4	レベル5
301a 目標達成のため，システム，慣習を変更し，チーム力を高める 部署の目標達成のために，これまでの慣習やシステムを変更している	**401a** 目標達成のために影響力のある上司，スタッフを見極め，協力体制をつくる 目標達成を阻害する因子をアセスメントし，解決に向けて影響力のある人たちを動かし，協力体制をつくる	**501** 目標達成のため，障害を乗り越え，長期間にわたり，懸命の努力を維持する 難易度の高い目標を設定し，障害を克服するための取り組みを続けている
301b 目標達成のため，スタッフそれぞれに達成目標を提示する 複数のスタッフに対して，それぞれに達成目標を提示している	**401b** リスクを解明し，最小限に抑えるアクションを起こす 目標を達成しようとすることで生じるデメリットを予測して対策を立てている	
301c チャレンジングな目標を設定し，達成に向け努力する 業務改善のため，自分自身とスタッフたちに，明らかに背伸びが求められるが，非現実的・達成不可能ではない目標を立てて努力している（たとえ，目標が達成されなくても達成するための努力をしていれば評価される。目標を立てていることを重視する）		
302 切迫した問題を解決するために，迅速に問題解決の行動を起こす 緊急に対応が必要な問題に対して，ただちに解決のために自分自身が行動を起こす	**402** 確固たる態度で，新しいプロジェクトを遂行する 問題にぶつかっても方針は変更せず，問題解決に向けて，新たな取り組みを実施する	**502** 新しいプロジェクトに他の人たちを巻き込み，目標を達成する 目標達成のために，新しいプロジェクトを立ち上げ，他の人たちを巻き込み行動する
303 問題の根幹を探り，本質に迫るための質問をする 問題の根本，根底にあるものを明らかにするための質問をする	**403** 状況に関わりをもたない人たちにも接触し，彼らの見解，情報を活用する 第三者からも情報，見解を得て活用する	**503** 必要なデータとフィードバックを得るために調査する 組織変革や状況の確認のために，必要な調査を実施する
304a 言葉で示されていない他の人たちの問題に気づく 他の人たちが接触してこなくても，表情や行動の変化から，表面化していない問題に気づく	**404a** 他の人たちが自分の問題に気づくように反応しながら傾聴する 相手の意見を反復または要約するなどのコミュニケーションスキルを活用し，傾聴して相手が問題に気づくようにする	**504** 他の人たちの長期的，複雑な問題を理解し，解決できるよう支援する 他の人たちの根底に潜む態度，行動のパターン，または複雑な問題の原因を理解して関わる
304b 他の人たちの反応を予測しながら傾聴する 日頃の関わりから他の人たちの反応を予測して，相手の感情や考えが表出されるように傾聴する	**404b** 他の人たちの具体的な長所，短所に気づき，根底にある問題を理解する 他の人たちを長所，短所も含めて総合的に把握し，その人の抱える根本的な問題を理解する	
305 患者・家族の根底にあるニーズに応えるために，多大な努力をする（通常の2～6倍の努力） 妥当な打開策を見出せない局面や状況でも諦めずに行動する。一度は却下された方法でも，再度の交渉を試みたり，通常は連携しないような職種や部署に働きかけたりする行動	**405a** 患者・家族のニーズに応えるために，周りの人たちにも多大な努力に参加させる 自分だけでなく他者にも多大な努力を払ってでも協力したいという気持ちを引き出し，実際に行動を起こすよう仕向ける	**505** 患者・家族のニーズに応えるために，組織的な問題に対して非防衛的に対応する 患者・家族のニーズに応えることで，組織的に負担が増えたり，不利益を被ることがあったりしても，ニーズを満たすことを優先する
	405b 患者・家族のニーズに応えるために，迅速かつ非防衛的に対応する 適時性を保ち，ニーズを充足するためなら，困難な状況や多大な労力が伴う方法であっても，むしろ積極的にそれを選択し行動する	
	405c 患者・家族のニーズに応えるために，通常の職務をはるかに超えた努力をする 通常の職務範囲や権限では，解決できない，対応できない内容に関しても，あらゆる手段を使った行動をとる 405aは，協力者を動かすための働きかけ，405bは方法の選択，405cは方法の具体的実行を評価する	

コンピテンシー・モデル（解釈つき）一覧（つづき）

クラスター	コンピテンシー	レベル0	レベル1	レベル2
インパクトと影響力	インパクトと影響力	006 自分の考えをもち，他者にインパクトや影響力を与えたいという意欲をもっている 自分の意見や主張をもっており，尋ねられればそれを説明できる。自発的な発言や行動は見られていない段階	106 他の人たちに自分の考えをアピールする 聞いた相手がどう感じるかについて，関心はまだ向けられていないが，自分の意見や主張を，自発的に発言する	206 他の人たちの興味やレベルに合わせて自分の考えをアピールする 他者の状況を把握したうえで，その状況にふさわしい方法を自ら選択し，自分の意見や主張を表現する
マネジメント能力	他の人たちの開発	007a 他の人たちに前向きの期待を示す 他者の能力や行動の優れている点に気づき，それを相手に伝えられる	107 他の人たちの能力や潜在的可能性に対して前向きに関わる よいところを見つけて伸ばそうとする。前向きなコメントをする	207 具体的な支援的助言を行なう 課題達成や職務を遂行できるように具体的な指示を与える
		007b 他の人たちに問題点を指摘する 他者の問題点に気づき，それを相手に伝えられる		
	指揮命令―自己表現力と地位に伴うパワーの活用	008 適切な日常的指示を出す 業務などにおいて，必要だと思う行動や注意点などを，自ら他者に伝えている	108 状況の変化に応じて詳細な指示を出す 適切に対応するために何をすべきか，自ら判断し具体的指示を出す	208 重要な長期的な業務に取り組めるように指示を出す 部署やチームの達成目標や課題に継続的に取り組めるよう段取りし，具体的な指示を出す
	チームワークと協調	009 チームづくりに対する前向きな意欲がある 積極的に自分の所属するチームに関心をもち，協力的態度を示している	109 チームに適切で有用な情報を共有する チームワークを高めるうえで役に立つ情報をメンバー間で共有する	209 チームメンバーに対して前向きな期待を表明する チームのもっている力や優れている点をメンバーに伝える
	チーム・リーダーシップ	010 時間をコントロールし，役割を割り振る 自ら時間管理と業務内容のバランスを考え，他者も含めた役割分担を行なっている	110 意思決定から影響を受ける人たちに情報を伝える チーム・部署・看護部などの運営方針について意思決定の理由を説明する	210 チームのメンバーを公平に扱う 相性や好みで態度や指導方法に差を付けず，スタッフと関わる

レベル3	レベル4	レベル5
306 他の人たちへの影響を計算して，自分の考えをアピールする 自分の主張を聞いた結果，その人たちがとるであろう行動を予測して，自分の考えをアピールし，相手が賛同するように仕向ける	**406a** 具体的な効果を上げるために計画的なアクションを起こす 自分の考えを実現するために具体的な計画・方法を提示し，自らが模範を示す	**506** 第三者を活用し，高度で段階的なアクションを起こす 影響を及ぼすために，専門家や第三者を活用する。政治的な連帯を築いたり，効果を生むために意図的に情報を与えたり引っ込めたりする
	406b 影響を考えて，2段階に分けてアクションを起こす 自分の考えを実現するために，まずコアメンバーをつくり，次にその人たちから全体に拡大していく	
307a 他の人たちの能力開発のために課題を与える 努力を要するが，達成可能な目標や役割を与えることで，その行動を通して成長する機会を意図的につくる	**407a** 他の人たちの能力開発のために多元的フィードバックを行なう 努力を要する課題に取り組んでもらい，達成状況に対して，多方面（患者・家族，他職種，他部署など）からの評価を返す	**507a** 他の人たちが自信を築けるような成功体験を積ませる 自信につながる成功体験になるよう，意図的に役割を与えたり，取り組みを促したりする
	407b 他の人たちが失敗したとき，安心感を与えるように関わる 失敗したときに，責めるのではなく，一緒に振り返り，次に活かせるような関わりをする	
307b 理由と根拠を伴った指示を与え，見本を示す 行動の必要性を理解できるような指示を出し，自らも実践してみせる	**407c** 人格を否定せず，行動に対してネガティブフィードバックを行なう 行動変容を求める場合に，人格を否定せず，行動に対しての指摘を行なう	**507b** 部下のコンピテンシーを評価し，得意な方法で業務を遂行できるように権限と責任を委譲する 部下のコンピテンシーを評価したうえで十分に権限を委譲し，危機的でない状況では失敗を犯すことを認め，失敗から学ぶ機会を与える
308a しっかり自己主張する 不適切な要求や行動には，はっきり「No」と言う	**408** 業務上の問題について公に議論する 達成基準に達していない問題について公の場で議論する	**508** ルール遵守に導くために，コントロールされた怒りや強制的な態度を効果的に活用する 怒りがコントロールされており，遵守を導き出すという結果を伴う
308b 達成基準を設定し，厳しい態度で対応する 断固とした態度で，自分の命令や要求に従うように求める		
309 チームのメンバーすべてが意思決定に参加できるように働きかける チーム運営などの方針を決めるプロセスにメンバー全員が参加できるようにする	**409a** 他の人たちを励まし，重要であると確信するように導く チームメンバー1人ひとりがチーム運営に果たしている役割を認め，具体的にその内容を伝える	**509** チーム内の対立を公の場にもち出して解決する 公の場で対立の原因となっている課題の効果的な解決を促す
	409b 協力して目標に向かうチームを築く 達成目標を共有し，団結力とやる気を高めるための働きかけをする	
310 チームメンバーのやる気と生産性を高めるよう働きかける チームメンバーが仕事をがんばりたい，もっといい仕事をしたいという気持ちがもてるように関わっている	**410a** チームの利益を守るために役割を果たす チーム力を最大限に発揮するために必要なものは何かを判断し，人材・情報・物などを確保する	**510** 人を動かす強力なビジョンを伝え，チームの力を引き出す 情熱をもって目指すべき方向性を示し，チームのまとまりや積極性などを引き出す
	410b リーダーとしてポリシーを表明し，メンバーがそれに賛同するように導く リーダーとしてチーム運営の方針や目標を熱く語り，模範を示し，メンバーがそれに合うような行動変容を遂げたかどうか見届ける	

コンピテンシー・モデル（解釈つき）一覧（つづき）

クラスター	コンピテンシー	レベル0	レベル1	レベル2
認知力	分析的思考		**111** 一元的な問題に気づく 他者が指摘したことのない身の回りにある複雑でない単純な問題点を，自発的に見出している	**211** 原因と結果の簡単な関係を理解する 問題を発生させた事柄や状況が何であるか，その結果，どのような現象が表われているのか説明できる
認知力	概念化思考		**112** 常識，過去の経験を活かして状況を把握する 問題や状況を理解するために，原則，常識，過去の経験を活かす	**212** 現状と過去の経験の間に重大な差を発見する 現在の状況を観察して，過去に経験した事柄との本質的な違いを見つけ，現状を理解する
個人の効果性	セルフ・コントロール	**013** 衝動的行動をしない 感情的になりそうなことを何とか抑えられる	**113** 感情をコントロールする 怒りや不満などの感情があっても，それを自覚し，自らコントロールすることができる	**213** 強度の感情をコントロールし，冷静に議論やその他のプロセスを続ける 激しい感情が湧いても，自分でコントロールし，落ち着いてその場で対応を継続することができる
個人の効果性	自己確信	**014** 自分自身を評価する 自分自身の行動や判断に対する，他者または自己の評価を素直に受け止める	**114a** 自分自身で意思決定する 物事に対する判断・選択・決定を，自ら行なう **114b** 自分の責任を認める 自分の誤りに気づいたら，率直に認め，それを表明する	**214** 自分で意思決定し，実行する 自分自身で決定したことを，考えただけにとどめず，行動に移す
個人の効果性	柔軟性	**015** 仕事の変化を受け入れる 自分が望んだことでなくても，仕事のうえで受け入れる必要があることは，率先して理解を示した行動をとる	**115** 他の人の意見に含まれる妥当な部分を認める 自分の意見と異なっていても，他の意見の主旨を冷静に受け止め，妥当な部分があればそれを認め，そのことを表明する	**215** 他の人の反応に応じて自らの行動を変更する 当初自分で予定したことを実行しているときに，他者の反応から，変更すべきと考えたら，それまでの方法にとらわれず，必要と思う行動に切り替える
個人の効果性	組織へのコミットメント	**016** 身だしなみなどの組織規範を守る 表面的なルール遵守ではなく，それを守る意味に理解を示し行動する	**116** 他の人が与えられたタスクを完遂することを助ける 組織の目標達成のために，自分が個人の目標達成をするだけでなく，自ら他の人の課題にも関心をもち，必要な支援をする	**216** 目的意識を明確にし，コミットメントを示す 組織の目標に理解を示し，自分の立場では何をすることが目標達成に貢献することかを認識して行動する

レベル3	レベル4	レベル5
311 問題や状況の複雑な関係を理解する 問題や状況に含まれる数多くの原因を理解する。問題を一側面からだけ理解するのではなく，多角的な視点で分析し，問題の構造を立体的に認識できている。それを他者も理解できるように説明できる	**411** 問題解決の障害を予測し，前もって解決策を考えておく 問題解決するために，予測される障害に対しても，前もって解決策を考えておく。明らかになった問題について，何らかの働きかけをすることで，どのようなことが起きるか，そのなかで障害となることは何かを具体的にシミュレーションできている。さらに，その対応についても妥当な解決策を決めている	**511** 多岐にわたる複雑な問題や状況を系統的に分解し，いくつかの解決策を見出す 他者には難解な内容について，自らその構造を解明し，どのような分野の問題が関連しているか他者にも理解可能な内容として説明できる。さらに，その対応についても妥当な解決策を決めている
312 学習した複雑な概念を適用し，調整する 学習した理論・概念を活用し，現状を解釈する	**412** 複雑な状況に重要な課題を見つける 2つ以上の異なる状況の背景にある共通の課題を見つける	**512** 他の人にはあいまいに見える問題や状況について，新しい見方を示す 他の人にはあいまいに見える問題や状況を見つけ出し，新しい見方を示す。自らの分析で，混沌とした問題や状況に対する，独自の見解をもち，今後の方針につながるような視点を提供できる
313 効果的にストレスをマネジメントする 自分がストレス状態にあることを自覚し，やみくもに我慢したり無理するのではなく，効果的なコーピングを選択し実行する	**413** 強度のストレスをコントロールし，問題の原因に対して前向きに対応するためのアクションを起こす 効果的なコーピングでストレスをコントロールしたうえで，自ら解決するために問題の原因から逃げるのではなく対峙する	**513** 自らの感情をコントロールするだけでなく，他の人たちの冷静さを取り戻す 激しい感情が湧いてもそれを自覚し，自らコントロールしたうえで，冷静さを欠いた相手もまた，その人自身で落ち着きを取り戻せるよう対応する
314a 自分の失敗原因を理解し，解決策を見出す うまくいかなかった物事に対して，何が原因かを理解し，自ら解決策を探し出す **314b** 自分の能力，判断に自信をもっている 自分の意見や実行したことに対して，必要以上に過小評価したり，過大評価したりせずに，客観的によい点はよいと認め，自信がもてる	**414** 自分の判断，発言に自信をもって主張する 自分の判断や発言は熟考したのちの結論なので，その意図を明確に説明ができ，自信をもって主張できる	**514** 上司などに対して自分の意見，立場をはっきり自信あふれる態度で表明する 相手が自分より上位の立場であっても，その内容が言いにくいことでも，正しいと思うことは臆せず主張する
315 状況に合わせて自らの行動や方法を変える 人の反応だけでなく，周りの状況や環境の変化も含めて理解し，それに合わせて自分の行動や方法を変える	**415** 状況に合わせて目標達成に向けた戦略を修正できる 一生懸命実行してきたことでも，目標達成に効果的でないとわかったら，自分の考えにこだわらず，必要に応じて方針などの大きな方向転換も思いきって実行する	**515** 状況に伴うニーズに合わせて組織変革を進める 広い視野で状況を理解し，何をすべきか自ら決断し，自分の意思で広範な部門を含めた改革を率先して推進する
316 自分の専門職としての興味よりも，組織のニーズを満たすことを優先させる 個人的な自己実現につながる関心事と，組織のなかで求められている役割や立場が異なった場合でも，組織の一員である自覚から組織のニーズに応える行動をとる	**416** 組織に利益をもたらす意思決定は断固として守り抜く 強力な反対や抵抗があっても，その内容が組織にとって重要なことだと認識したら，確固たる意思と行動でその内容を実行する	**516** 組織の長期的利益に対しては，自部署の短期的利益を犠牲にする 物事を長期的な広い視野で捉え，結果的に組織全体の利益にあたることは，たとえ自分の部署に負担や犠牲が一時的にあっても，必要性を理解し，それを受け入れる

クラスター《達成とアクション》

このクラスターは，個人のレベルからチームおよび組織において業務改善や達成すべき課題についての目標を明確に立て，その目標に向かって行動することを重視する。

1) コンピテンシー〈達成重視〉

このコンピテンシーは，管理者として明確な目標を立て，達成するために行動することである。自分の過去の業績よりもさらなる改善をめざす，チャレンジングな目標を設定し努力する，部署，看護部，病院など組織単位の目標，基準を達成するなどが挙げられる。

> 【定義】すぐれた仕事を達成し，あるいは卓越した基準に挑む姿勢[7]。
>
> 【各レベルについて】
>
> **レベル0**
> 自分が行なうべき業務の効率を考え，無駄なく仕事をしている。自己の目標達成に向けて，積極的に行動を起こしていればよい。
>
> **レベル1**
> 自己の目標だけでなく，所属するチームの目標に取り組むことを求められるが，結果を出すことまではまだ求めない。また，業務の無駄や非効率などの問題点に気づき，それを表明できればよい。
>
> **レベル2**
> 気づいた問題点に対して，業務改善を効果的に進めていくこと，そしてチームだけではなく所属する部署の目標達成に向けて取り組むことが求められる。
>
> **レベル3**
> 部署の目標達成のために，スタッフそれぞれに達成目標を提示し取り組むよう勧めたり，必要であれば，これまでの慣習やシステムを変更したりするなどの行動を起こす。また，業務改善のためには，明らかに背伸びしていると思われる目標を立て，その達成に向けて取り組む姿勢が求められる。目標を立てていることを重視する。

> **レベル4**
> 部署における業務改善などの目標達成を阻害する因子をアセスメントし，その解決に向けて影響力のある人たち（上司，スタッフなど）を動かして協力体制をつくるなど戦略的に取り組むこと，また，目標達成のために生じるデメリットを予測して対策を立て，リスクを最小限にとどめる行動などが求められる。
>
> **レベル5**
> 自分の管理する部署の目標達成のために，障害となる因子や状況を克服し，長期間にわたって懸命の努力を維持する姿勢が求められる。

第2章
コンピテンシー・モデル

クラスター
《達成とアクション》

事例

レベル0

001a ▶ 効率よく仕事をしている

時間内に業務が終了できるように常に時間を意識して行動している。例えば，実施時間が決まっている処置は，定刻に実施でき，かつ，無駄な時間が出ないよう準備をまとめて行なうなど，仕事の時間配分を行なっている。また，記録が業務終了後に残らないよう，そのつど，簡潔に電子カルテに入力している。

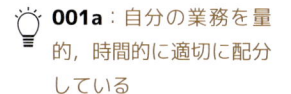

💡 **001a**：自分の業務を量的，時間的に適切に配分している

001b ▶ 自己の目標達成に向けて前向きに取り組んでいる

今年度の自己の目標は，「NSTリンクナースとして部署内にNSTの活動への理解を浸透させること」とした。そこで，部署の看護師を対象に勉強会を開催したり，NSTの活用について説明を行なったりした。

💡 **001b**：自己の目標が明確
💡 **001b**：目標達成のための行動が認められる

レベル1

101a ▶ 業務の無駄や非効率を見つけ，問題提起ができる

入院患者への病棟内オリエンテーションは，入院患者を受け持つ看護師が患者の病歴を聴取する際などに個々に行なっていた。1日に何人もの入院患者がいると，同じ内容のオリエンテーションを複数の看護師がそれぞれの受け持ち患者に対して行なっており，それは時間の無駄であり，とても非効率的だと考えた。そこで看護師長

💡 **101a**：自ら気づいていることがポイント
💡 **101a**：問題解決の行動がとれていなくても，問題提起ができていればよい

第 2 章
コンピテンシー・モデル

クラスター
《達成とアクション》

💡 **101b**：職場のチーム（4〜15人）に影響を及ぼす目標
💡 **101b**：目標達成に努める行動が認められる

と主任とのミーティングのときにその点を問題提起した。

101b ▶ チームの目標達成に向けて取り組んでいる

「患者の納得するケアを提供すること」をチームの目標とし，その評価指標を看護計画の患者サイン取得率（看護計画を患者に提示し内容を説明して同意を得る）80％以上とした。その目標達成に向け，患者サインをもらう習慣を定着させるため，毎日のカンファレンスで看護計画の内容について話し合うことにした。看護計画の内容を充実させたうえで，患者へ説明に行き，その場でサインをもらうようにしていった。

レベル 2

201a ▶ 業務の無駄や非効率を見つけ，業務改善を効果的に進める

入院患者への病棟内オリエンテーションの方法が非効率的であることを問題提起した。また，看護師によって説明する内容に若干の違いがあるということも気づいた。

そのため，看護師長と主任とのミーティングで検討し，統一した内容で行なえるようにマニュアルを作成し，担当する看護師を決めて複数の入院患者のオリエンテーションを一緒に行なうようにした。

💡 **201a**：自ら見つけていることがポイント
💡 **201a**：問題解決の行動をとっていることが必要

201b ▶ 部署の目標達成に向けて取り組んでいる

「迅速に患者に適切な看護を提供すること」を目標とし，その評価指標として，入院24時間以内に看護計画を100％立案することとした。そのために，入院時に看護計画の立案を徹底する必要があると考え，他のチームの主任にも徹底を図るよう協力を求めた。また，自分のチームの看護師が入院を担当したときには，その日のうちに必ず看護計画を立案するように指導した。

💡 **201b**：部署（15人以上）に影響を及ぼす目標
💡 **201b**：目標達成に努める行動が認められる

レベル 3

301a ▶ 目標達成のため，システム，慣習を変更し，チーム力を高める

部署の目標である「入院24時間以内に看護計画を100％立案して迅速に患者に適切な看護を提供する」を達成させるには，入院を担当した看護師が，その日のうちに看護計画を立案することが大事であると考えた。そのため，看護計画を立案する時間を少しでも確

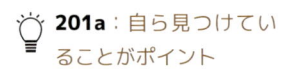

保するための業務改善が必要となった。

　そこで，現在は入院患者を受け持つ看護師が，それぞれ行なっている入院時病棟内オリエンテーションを病棟看護補助者に委譲することを看護師長に提案した。これまでのオリエンテーションは非効率的であり，内容が統一されておらず，患者に必要なことが伝えられていないという問題があった。特に診断書などの書類関係については，患者からの苦情が多く，病棟看護補助者が対応に困っていた。病棟看護補助者がマニュアルに沿って，入院患者を何人か一緒にオリエンテーションする仕組みに変えた。統一したオリエンテーションを実施することで，書類関係のトラブルも少なくなり病棟看護補助者からの苦情も少なくなった。また，看護師も時間の余裕ができ，看護計画立案率が上昇した。

301b ▶目標達成のため，スタッフそれぞれに達成目標を提示する

　当部署では，院内資格であるIVナース（静脈注射に関する業務全般を実施できる看護師）の資格について，対象者の80％以上が取得することを目標とした。その目標達成のため，対象者のなかで，まだ取得できていないスタッフ個々と面談して，各自が資格取得のために必要なペーパーテストおよび実技テストの合格状況を確認したうえで，それぞれに取得期限の目標を設定し，取り組むように促した。

301c ▶チャレンジングな目標を設定し，達成に向け努力する

　「患者に適切な看護を提供すること」を目標とし，その評価指標として入院24時間以内に看護計画を100％立案するとした。昨年までは，「入院後48時間以内に100％立案する」という目標であったため，目標設定時はかなり到達が難しいと考えた。しかし，入院期間が年々短縮していく状況においては，「48時間以内」では適切な看護の提供とはいえず，「24時間以内」に立案することが必要であったため，あえて目標とした。

　その目標を達成させるために，申し送り時間を短縮することやタイムリーに，そして簡潔に記録をすることをチームメンバーに指示した。また，時間確保のための業務改善を進めたり，必要なスタンダードケアプランの作成を行なったり，間接的なサポートも実施した。

第2章
コンピテンシー・モデル

クラスター
《達成とアクション》

💡 **301a**：システムや仕事のやり方を変更する

💡 **301a**：効率やクオリティが高まっていることが確認できる

💡 **301b**：他の人たち個々に到達基準を設定し，それを達成するよう求める

💡 **301c**：背伸びは必要だが，非現実的，達成不可能ではない目標を設定する

💡 **301c**：たとえ目標が達成されなくても，達成するために努力する行動があればよい

第2章
コンピテンシー・モデル

クラスター
《達成とアクション》

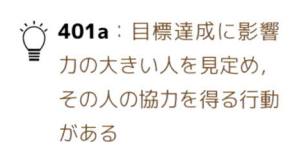

レベル4

401a ▶ 目標達成のために影響力のある上司，スタッフを見極め，協力体制をつくる

　当院の院内教育プログラムは開発から30年以上経過し，継続して個々の内容について変更・見直しはされてきたものの，時代に合わせて抜本的に見直す必要があるのではないかと考えていた。今年度の教育委員会で，看護部長より「新人看護職員臨床研修努力義務化」を受けて，当院の新人教育を点検するように指示が出され，新人コースを変革するチャンスだと感じた。教育委員会では当初「今のままで問題ないのではないか」という意見も出され，特に変更の必要性を感じていない委員も複数いた。

　しかし，新人コースをよりよいものにするためこのチャンスを逃してはいけないと確信したため，委員が改訂の必要性を感じられるように教育委員会の事前準備を入念に行なった。どのような進め方をすれば委員を説得できるか看護教育部の看護師長にあらかじめ相談し，提案の意図を理解してもらったうえで委員会に臨んだ。また，改訂に対して前向きで発言力のある委員と非公式な場で事前にこの件について話し合いをもった。その結果，当初難色を示していた委員からも新人コース改訂に同意を得ることができ，翌年度より改訂することができた。

💡 **401a**：目標達成に影響力の大きい人を見定め，その人の協力を得る行動がある

401b ▶ リスクを解明し，最小限に抑えるアクションを起こす

　「新人看護職員臨床研修努力義務化」を受けて新人コースを改訂すると，今までと比べ，教育プログラムの進行がゆっくりになる。その変化に対して，現行の教育プログラムで育った先輩看護師たちからはさまざまな反応が出ると予想された。例えば合同でのオリエンテーション期間が長くなることで，従来の病棟でのオリエンテーションスケジュールに影響が出て，夜勤などの実務的なオリエンテーションの時期が遅くなることが考えられる。そのため，むしろ従来より短期間で同じ内容を教えようと，必要以上に詰め込んだ指導になってしまうことが懸念される。そこで，今回の改訂で予想されるこのようなリスクについては，あらかじめの対策が必要だと考えた。

　先輩看護師の立場とすれば，新人を迎える4月間際になって急に「新人コース改訂」を知らされても受け入れる気持ちにはなれない。そのため，改訂のめどがたった12月頃より月に1回のペース

💡 **401b**：新しいことにトライする際のリスクを見出す
💡 **401b**：リスクを回避または最小限に抑える行動がある

で「看護教育部からのお知らせ」として改訂の内容および部署での対応についてお知らせをした。また，各病棟の主任が出席する部署別教育委員会でも新人コースが改訂となること，そしてそれに伴い予測される病棟への影響とその対応について話し合った。さらに各部署でも具体的な対応を検討するなどの準備を進めてもらった。

レベル5

501 ▶ 目標達成のため，障害を乗り越え，長期間にわたり，懸命の努力を維持する

　診療報酬改定に伴い，現在よりもワンランク上の報酬を取得することを目標とした。そのためには，入院時重症患者の比率の向上，看護師配置の要件を満たすことが必須であった。その要件を満たし，維持していくためには回復期リハビリテーション病棟に関わる他部門との協力体制が欠かせないが，医師や各部門のセラピストはこの要件に対する理解が十分ではなく，現状改善に挑む姿勢は必ずしも積極的ではないメンバーだった。

　そのため，まずは診療報酬では何が求められているのか，当院の回復期リハビリテーション病棟は何の要件を満たしていないのかを明らかにし，各部門のメンバーを集めてミーティングを行なった。患者データからは，7月から申請が可能であると判明したため，看護師の配置を変更し，要件を満たして，申請を行なった。また，新しく要件となった項目に関しては，入院患者を受け入れる時点で重要なため，医師とともに学習し，入院審査会の患者選定のときに役立てた。

　そして，予定通り7月からワンランク上の入院基本料を申請することができた。さらに，6か月ごとのデータで要件を維持することが求められたため，毎月のデータを審査会で確認し，維持が困難な患者重症度の要件を守れるように患者選定を行ない，取り組みを継続した。

💡 **501**：難易度の高い目標を設定し，障害を克服するための取り組みを続けている

2）コンピテンシー〈イニシアティブ〉

　このコンピテンシーは，管理者として行なった意思決定を，障害や反対にあっても翻さず粘り強くやり遂げる，今後の長い期間，実現が容易ではない困難な問題に取り組むなどがある。タスクを完遂するために，他からは要求されていない努力を自発的に行なうことが必要である。

【定義】行動を起こすことに対する強い志向。職務で要求され期待されている以上のことを実行し，誰からも求められていないことを遂行し，その結果，職務上の成果を向上させ，補強し，問題を回避し，さらに新しい機会を見つけたり，生み出したりすることに貢献する[8]。

【各レベルについて】

レベル0
仕事を遂行するにあたって，誰からの指図がなくとも自ら行動を起こすことができればよい。

レベル1
物事がうまく運ばなくとも簡単に諦めない姿勢や行動が求められ，何とかしたいという情熱をもっていることが大切である。

レベル2
現在の状況を把握し，問題を解決するためにすぐに行動を起こすことが求められる。

レベル3
緊急に対応が必要な問題に対して，直ちに解決のための行動を自分自身で起こすことが求められる。

レベル4
新しいプロジェクトを遂行させるために，問題が生じても方針は変更せず，問題解決に向けて新たな取り組みを実行する姿勢が求められる。

レベル5
目標を達成させるために，自分がイニシアティブをとって新しいプロジェクトを立ち上げ，スタッフなど他の人たちを巻き込み行動していく姿勢が求められる。

事例

第2章
コンピテンシー・モデル

クラスター
《達成とアクション》

> レベル0

002 ▶監督されなくても仕事を遂行する

　患者から，看護師の対応についてクレームがあった。その日は主任が不在であったため，本日のリーダーを行なっていた自分が対応するべきだと考え，患者と看護師に事実確認を行ない対応した。後日，クレームの内容と対応の結果を主任および看護師長に報告した。

💡 **002**：自発的にとるべき行動をしている

> レベル1

102 ▶障害や反対を克服するために粘り強く行動する

　勤務開始時の情報収集時間を短縮させるため，深夜勤務から日勤への引き継ぎ方法を日勤者によるプレゼンテーションから，深夜勤務者が申し送りをする方法に変更することになった。そのことをスタッフに伝えたところ，「方法を押しつけられているように感じる。息が詰まる」と不満を訴えてきた。引き継ぎ方法の変更は，総合的な判断として必ずスタッフ皆にとってメリットがあると確信していた。しかし，不満を感じる者がいるのであれば，他のスタッフからも意見を収集して対策を立てる必要がある。そこで，スタッフと面談をして負担になっていることなど，具体的な感想を聞いた。それぞれに対し，根気強くやりとりを続け，スタッフが納得するまで話し合いを繰り返した。

💡 **102**：物事がうまく運ばなくても，簡単に諦めない

> レベル2

202 ▶現在の状況を把握し，問題解決のための行動を起こす

　認知症とせん妄があり，看護師に攻撃的な発言を繰り返す患者に対し，受け持ち看護師が勤務中に泣きながら，「もう無理です」と訴えてきた。事情を聞くと，その日も「お前なんか来るな」「どこかに行け」などと言われ続け，動揺が抑えられなくなったということであった。認知症やせん妄のある患者の発言をそのまま受け止めてしまっていると考え，まずは，患者と距離をおかせようとすぐにその日の担当からはずし，今後のことについては，勤務終了後に話をしようと考えた。勤務終了後に受け持ち看護師の気持ちを聞くと，「患者の症状だと頭ではわかっているが，気持ちが追いつかな

💡 **202**：現在の問題を認識している
💡 **202**：問題に対応する行動がみられる

第 2 章
コンピテンシー・モデル

クラスター
《達成とアクション》

い」「逃げ出したい気持ちになる」などと話した。このまま，入院期間を通じてこの患者の看護方針に責任をもつ担当看護師としての役割を継続することは難しいと判断し，他の看護師へ変更した。

> レベル 3

302 ▶ 切迫した問題を解決するために，迅速に問題解決の行動を起こす

　脳卒中急性期医療機関に認定されてから，脳外科の緊急手術が増加していた。緊急性の高い手術も多く，連絡を受けてから 30 分以内の手術室入室が必要になるケースもしばしばあった。現状では，常時脳外科手術の器械類の準備はできておらず，状況によっては緊急手術に迅速な対応ができない可能性もある。そこで，この問題を解決するために，急患用の脳外科手術の器械類を常に準備しておくこと，さらにその準備は脳外科の経験のない看護師でも行なえるようにする必要があると考えた。

　そのため，脳外科の手術器械類の準備が誰にでもできるよう急患用マニュアルの準備を脳外科担当のスタッフに依頼して，常に緊急手術の準備ができているように整備した。

💡 **302**：緊急を要する問題と判断し，すぐに解決行動をとる。問題が自然に解決することを願って待ったり，解決を後回しにしたりしない

> レベル 4

402 ▶ 確固たる態度で，新しいプロジェクトを遂行する

　手術件数の増加に伴い，緊急用の手術室を整備することになった。現在その部屋には，薬剤や麻酔カート，麻酔科用の物品などを保管している。また，薬剤師が常駐し薬剤のミキシングを行なう場所にもなっている。その部屋を緊急用の手術室とするには，新たに物品保管の代替スペースをつくらねばならない。さらに，人員的余裕のない人数で手術に対応しているため，緊急用の手術室についてスタッフから反対意見が相次いだ。

　しかし，現状の手術件数を維持しながら緊急の手術をスムーズに受け入れていくためには，緊急用の手術室を整備することがぜひとも必要であると考え，その必要性をスタッフに熱意を込めて説明した。そして，代替スペースに関しては，リカバリールームを整理することで確保できることを実際に物品を移動して示した。

　また，単に手術件数を増加させることだけが目的ではなく，あくまでも緊急に手術が必要な帝王切開や脳出血の手術に迅速に対応することが目的であることをスタッフに強調し，整備を進めた。

💡 **402**：他の人たちには見えていない問題を予測し，機会をつかみ，問題を回避する新しいプロジェクトを推し進める

レベル5

502 ▶ 新しいプロジェクトに他の人たちを巻き込み，目標を達成する

　入院患者の内服薬の管理について問題が発生していた。電子カルテ上では処方内容しか確認できず，内服指示は専用シートに手書きで指示が出るため，電子カルテで内服指示を確認できなかったり，手書きの指示が記入されるまでにタイムラグがあったりして，指示が伝わらないことによるインシデントが発生していた。運用上のルールで改善を図っているが，期待した効果は得られなかった。過去5年の傾向を見ても，電子カルテだけで指示の全容が把握できる注射に関しては，毎年5%程度の割合でインシデントが減っているが，内服に関しては同じ時期に5〜10%の割合でむしろ増加していた。

　この問題状況に関して，病院全体で改善に取り組む必要があると考え，内服の問題に関連する複数の会議や委員会において，具体的な統計やインシデント事例の内容をプレゼンテーションすることで現状の問題提起をした。その結果，医師，薬剤師，事務部（システム課，医事課）など関連する看護部以外の職員にも問題意識を共有してもらうことができた。

　その後，内服薬管理検討ワーキンググループが発足し，各職種が内服管理に関する問題解決のために検討を進め，電子カルテのメーカーとシステム上の改善について話し合い，内服薬に関する問題点を解決することができた。

第2章
コンピテンシー・モデル

クラスター
《達成とアクション》

💡 **502**：新しい取り組みに他の人たちも巻き込んで，問題を解決したり成功に導いたりする

第 2 章
コンピテンシー・モデル

クラスター
《達成とアクション》

3）コンピテンシー〈情報探求〉

　このコンピテンシーは，生来の好奇心や，物事，人間，課題についてもっと知りたいと願う欲求にもとづいている。日常的な質問を超えて，矛盾を解明するために掘り下げた質問をする，多くの質問を行ない正確な情報を求める，将来役に立つかもしれない雑多な情報を精査するなどがある。

> 【定義】状況を「額面どおり」に受け取らず，さらに多くの情報を得ようとする意欲。生来の好奇心や物事，人間，課題についてもっと知りたいと願う欲求が情報探求を後押しする[9]。
>
> 【各レベルについて】
>
> **レベル0**
> 自分が把握するべき情報を認識し，情報収集をしている。
>
> **レベル1**
> 問題意識をもって掘り下げるために正確な情報を求めて，当事者に確認する。
>
> **レベル2**
> 特定の問題について，当事者だけでなくその問題に深く関わる人たちから広く情報を集めることが求められる。
>
> **レベル3**
> 特定の問題について，見かけ上の問題だけでなく，その問題の根本，根底にあるものを明らかにするための質問をすることが求められる。
>
> **レベル4**
> 状況や問題に関わりをもたない第三者からも情報や見解を得て問題解決に活用する。
>
> **レベル5**
> 組織変革や状況の確認のために必要なデータを得るために調査することが求められる。

事例

> レベル 0

003 ▶ 自分が把握すべき情報を認識する

　院内で急変対応のスキルをレベルアップするために，トレーニングを企画運営する心肺蘇生ワーキンググループのリンクナースとして活動することになった。この役割を担ったことで，自分の部署で急変があったときの状況を把握するとともに，各スタッフのBLSトレーニング受講状況を自分から情報収集した。

> レベル 1

103 ▶ 正確な情報を求めて質問する

　整形外科の緊急手術の際に，点滴の流量設定が8 mL/時のところ1 mL/時と間違えて5分間ほど投与してしまったというインシデントが起きた。そこで，当事者である看護師にどのような状況だったのか，時間的経過に沿って，具体的な行動について質問をした。

> レベル 2

203 ▶ 特定の問題について，その問題に深い関わりをもつ人たちに質問する

　退院患者の退院時処方薬に不足があり，退院後に患者家族から薬剤の不足を指摘されたというインシデントが起こった。退院は1週間以上前より決まっていたので，あらかじめ退院時処方薬は準備されていたはずである。どうして不足に気づかず渡してしまったのか，退院時の受け持ち看護師の最終確認はどうだったのか，前日，前々日の受け持ち看護師の確認はどうだったのだろうかと，それぞれ関わった看護師に質問した。また，処方した医師や，普段患者に服薬指導をしている病棟薬剤師にも事情を確認し，この事例の事実関係を明らかにした。

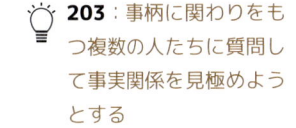

> レベル 3

303 ▶ 問題の根幹を探り，本質に迫るための質問をする

　整形外科の緊急手術の際に，点滴の流量設定が8 mL/時のところ，1 mL/時と間違えて5分間ほど投与してしまったというインシデントが起きた。本来は，注射伝票で指示を受け実施するところ，

第2章
コンピテンシー・モデル

クラスター
《達成とアクション》

💡 **003**：自分が知っておくべき事柄は何かを理解している

💡 **103**：当事者に直接事実関係を確認する行動をとっている

💡 **203**：事柄に関わりをもつ複数の人たちに質問して事実関係を見極めようとする

第 2 章
コンピテンシー・モデル

クラスター
《達成とアクション》

💡 **303**：表面的な事柄について確認するだけでなく，背景にある情報，経験を活用して，本質に迫る質問をしている

口頭指示であったこと，お互いにマスクをしていてよく聞き取れなかったこと，看護師は医師に流量を復唱して確認したが，緊急手術であったため，医師は手術の準備で慌てていたなどの状況があったことがわかった。さらに，薬剤に関する基本的知識があれば，1 mL/時の指示は通常でないため，疑問に感じなかったか質問した。すると，「実は何度か使った薬だけれど，よく調べずわからないまま指示を受けていました」という返事だった。今回の事例は，数字の聞き間違いが発端であるが，手術室の環境や緊急時の対応，薬剤の知識不足などが関連していることがわかった。

> レベル 4

403 ▶ 状況に関わりをもたない人たちにも接触し，彼らの見解，情報を活用する

　従来の手術時手洗いは，消毒薬入りの石鹸を使用しブラッシングをすることなどから，毎日手術介助につく看護師の手荒れの原因となっていた。また，有効な手洗いには 7～8 分かかる。新たに導入を検討しているウオーターレス法は，手荒れが少なく，短時間で実施できる方法であり，コスト削減も期待できることから手術室にとっては有効な業務改善であると考えられた。

　しかし，業者から提供されるパンフレットの情報や自分たちの知識だけでは，診療科の多くの部長たちへの説明の裏づけとしては弱いと考えた。そのため，専門的な知識や情報をもっている ICT（感染対策チーム）の見解を確認する必要があると考え，ICT の会議の議題として取り上げてもらった。そこで，すでに CDC（米国疾病予防管理センター）で推奨されていることでもあり，ICT としても賛同できることを確認した。これをもとに各診療科医師へ説得力のある説明を行なうことができ，手術室の手洗いにウオーターレス法を導入することを決定した。

💡 **403**：部署の業務改善を進めるうえで，ICT から専門的見解を得て活用している

> レベル 5

503 ▶ 必要なデータとフィードバックを得るために調査する

　手術時の手洗いに CDC 推奨のウオーターレス法を導入して，半年が経った。診療科によっては，導入時より従来の方法のみを行なう科があり，また，ウオーターレス法はアルコールを使用するため，アレルギー体質のスタッフは使用できないので，手術室ではウオーターレス法と従来法と 2 種類の手洗いができるように準備して

💡 **503**：業務改善の効果を評価するために調査をしている

あった。半年経過したところで，手洗い方法の実態と導入の目的であった手洗い時間の短縮状況，手荒れの減少の有無についてアンケート調査をし，評価した。

第2章
コンピテンシー・モデル

クラスター
《達成とアクション》

クラスター《支援と人的サービス》

このクラスターは，他者のニーズに応える努力を指す。例えば，他者の感性や懸念，興味やニーズを聞きとり理解することや，そのニーズを充足させることに努める能力をいう。

1）コンピテンシー〈対人関係理解〉

このコンピテンシーの根本は，他の人たちを理解することである。相手が自分に対して表現した感情を理解する，明確には表現されていない複雑な感情や，行動に隠された複雑な動機を理解するなどがある。同時に，他の人たちの話に耳を傾け，対応する努力を行ない，他の人が抱えている個人的，対人関係上の困難にまで踏み込んで積極的に支援することも含まれる。

> 【定義】他の人たちを理解したいという願望にもとづく。他の人たちの言葉に表わされない，ないしは部分的にしか表わされていない考え方，感性，懸念を正確に聞き取り，理解する能力を指す[10]。
>
> 【各レベルについて】
>
> **レベル0**
> 接触してきた他の人たちの感情を認識し，理解する。
>
> **レベル1**
> 接触してきた他の人たちの感情と，さらにそこに至る考え方を理解する。
>
> **レベル2**
> 積極的に自分から他の人たちに接触し理解に努めるほか，自分の感情や考えも表出できる能力が求められる。
>
> **レベル3**
> 他の人たちが接触してこなくても，言葉で表わされていない人の問題に気づいたり，反応を予測してさらに表出されるよう聞き出したりする能力が求められる。
>
> **レベル4**
> コミュニケーションスキルを活用し，他の人が自分の問題に気づくよう傾聴することや具体的な長所，短所を理解したうえで問題の根源を理解する能力が求められる。

> **レベル5**
> 長期的な視点をもって継続的に関わる能力が求められる。

第 2 章
コンピテンシー・モデル

クラスター
《支援と人的サービス》

事例

> **レベル0**

004 ▶ 他の人たちの感情を理解する

　4月に異動してきた9年目看護師の田中さん。半年経っても仕事上のミスが続いていた。田中さんから今までできていたことができなくて悲しくなったと話をしてきた。私も異動したばかりの頃，同じような思いをした経験があったため，田中さんに「今までのことが活かせないようで，私も辛いと思った」と伝えた。すると，田中さんは「わかります。今，ちょうどそんな感じです」と言って，少しホッとした様子だった。

💡 **004**：現在示されている感情を理解していればよい

> **レベル1**

104 ▶ 他の人たちの感情と考え方を理解する

　4月に異動してきた9年目看護師の田中さん。半年経っても仕事上のミスが続いていた。田中さんから今までできていたことができなくて悲しくなったと話をしてきた。気持ちはわかるが，異動して慣れないことも多いと思うので，焦らず1つひとつ確実に習得してほしいと伝えた。すると9年目でもあるので，自分はチームのなかでリーダーシップをとって皆を引っ張っていきたいと話した。早く慣れて自分の役割を果たしたいと考えているが，実際には思うように仕事ができず，落ち込んでいるのだと思った。

💡 **104**：他の人たちが接触してきたときに話を聞き，示された感情と表明された意思の両方を理解している

> **レベル2**

204a ▶ 積極的に他の人たちの理解に努める

　4月に異動してきた9年目看護師の田中さん。一度，田中さんから悩みを打ち明けられ話し合ったが，その後もミスが続き落ち込んでいる様子がみられた。そこで，私から声をかけ，日時を設定して面接した。最近落ち込んでいるようだが，何かあればなんでも話してほしいと伝えた。すると田中さんは，チームの力になりたいと考えているのにうまくいかないこと，経験年数も長いため，わからな

💡 **204a**：他の人たちを理解したいと自ら話を聞く機会をつくる

第2章
コンピテンシー・モデル

クラスター
《支援と人的サービス》

いことがあっても周りの人に聞きづらいことが悩みだと話した。

204b ▶ 自分の感情，考え方を表出する

遅刻を繰り返す3年目看護師の原田さん。再三注意しても行動が変わらなかったため面談をした。「なぜだかわからないんですよね，すみません。」と笑いながら話した。周りに迷惑をかけているにもかかわらず，反省していない態度に腹が立った。そこで「周りに迷惑をかけているのに，一向に改善せず，反省の色が見えないのが腹立たしい。そういう態度は不誠実だと思うし，信頼することが難しい。」と落ち着いた口調で伝えた。

💡 **204b**：他の人たちの言動に対して抱いた感情や思いをその場で冷静かつ率直に表現している

レベル3

304a ▶ 言葉で示されていない他の人たちの問題に気づく

4月に異動してきた9年目看護師の田中さん。田中さんの仕事ぶりを見ていると，このままでは細かいミスが積み重なって，いつか大きなミスをしかねないと考えた。本人に今の仕事でわからないことはないのか，話を聞いてみたところ，新しいことを覚えるのが大変でわからないことも多いと話した。以前話したときには，9年目なのにこんなことを聞いていいのだろうかと躊躇してしまい，他の人に質問ができないことがあると話していた。一方，田中さんの前部署の上司によると，仕事のミスは少なく皆を引っ張って頼りにされていた看護師だったという。前部署で頼りにされていた自分と，現在の自分とのギャップも受け入れがたいものなのではないかと考えた。そこで田中さんのできているところを認めるような声かけをして尊重しつつ，困っている様子があれば本人からの質問を待つのでなく，こちらから声をかける必要があると感じた。

💡 **304a**：言葉では示されていない他の人たちの変化に気づき，それが何を意味しているかを理解している

304b ▶ 他の人たちの反応を予測しながら傾聴する

遅刻を繰り返す3年目看護師の原田さん。今までもその都度，注意をしてきたがまだ改善できていない。もともと原田さんは，自分の気持ちや考えをなかなか表出しない傾向がある。そこで，これまでも理由を確認したうえで注意をしていたが，このままでは，また同じやりとりになりかねず，原田さんの考えていることはわからないままになってしまう。そこで原田さんを呼び，遅刻について，上から注意するような対応ではなく，何か事情があるのではないかと心配して事情を尋ねる，という姿勢で話をした。すると，ほんとう

💡 **304b**：これまでの関わりや観察から，他の人たちの反応を予測し，それを相手の話を聞くときの準備に使っている

は自分でも遅刻はしたくないと思っていること，このまま遅刻が続くと周りからの信頼をなくして仕事に影響するのではないかと心配になる，それを考えるとなおさら夜寝つけず，結局また遅刻してしまうので困っているなど，率直な気持ちを聞くことができた。

レベル4

404a ▶ 他の人たちが自分の問題に気づくように反応しながら傾聴する

　3年目看護師の原田さんは遅刻が多かった。再三注意をしても変わらなかったため面談をした。「なぜだかわからないんですよね，すみません。」と原田さんは笑いながら話した。遅刻ばかりする原田さんのことを他人が見てどう思うかに気づかせるため，「原田さんは，遅刻を繰り返すような人をみてどう思う？」と聞いた。原田さんは「ムカッとすると思います。でも，お互いさまだし仕方ないと思います。」と話した。そこで私は「看護師同士はお互いさまで仕方ないと思うのね。患者にはどう見えるかなあ。」と返した。すると，「そうですね。患者さんから見た自分は考えていませんでした。もう少し看護師としての自分を見直すようにします。」という言葉が聞かれた。

💡 **404a**：他の人たちの言葉から異なる視点を引き出して問題に気づかせている

404b ▶ 他の人たちの具体的な長所，短所に気づき，根底にある問題を理解する

　4月に異動してきた9年目看護師の田中さん。ミスが続き落ち込んでいる様子だった。田中さんの仕事ぶりを見ていると，他の人に相談することが少なく，このままでは細かいミスが積み重なって，いつか大きなミスをしかねないと考えた。田中さんは9年目という経験年数からくるプライドにより他人に相談ができず，わからないところを確認せずに実施してしまう。つまり，患者の安全よりも自分のプライドを優先させてしまうという短所がある。一方，習得している事柄については，細かいところまで配慮して丁寧にミスなく実施するという長所もある。この長所，短所の根底には引き受けた仕事は完璧にして人から認められたいという思いがあり，その思いが強いため，患者の安全よりも自分の評価を考えて判断することがあると理解した。そこで，折に触れ田中さんの長所を承認する声かけを行なうようにした。また，私自身も患者のことでわからないことがあれば，積極的に田中さんに聞いて意見を求めるようにし，経

💡 **404b**：他の人たちの長所と短所が影響している状況や問題を解釈できている

第2章
コンピテンシー・モデル

クラスター
《支援と人的サービス》

第2章
コンピテンシー・モデル

クラスター
《支援と人的サービス》

験年数が長く，職位が高くてもわからないことは周りの人に聞いて，患者の安全を守るという姿勢を示すようにした。

レベル5

504 ▶ 他の人たちの長期的，複雑な問題を理解し，解決できるよう支援する

　遅刻を繰り返す3年目看護師の原田さん。再三注意をしても「なぜだかわからないんですよね，すみません。」と笑いながら答えるだけだった。看護大学で同級生だった同僚より，学生時代も出席日数ギリギリまで休んでいたこと，遅刻も多かったという情報を得た。現在自宅から通勤しているが，友人の家を転々とし外泊することも多いことがわかった。家では優秀な兄弟と比較されて育ったということも知った。

　これらのことから，遅刻を繰り返す背景のひとつに，愛情欲求や，注目されたいという潜在意識がある可能性を考えた。そこで遅刻したときは社会人としてふさわしくない態度として注意を継続していくと同時に，日頃から声をよくかけ，原田さんのことを気にかけていること，心配していることも示すようにした。また，遅刻せずに出勤できる日が続いたときは，そのことをきちんと承認するようにした。

　その後，遅刻の回数は減り，遅刻してしまったときの報告態度も誠意あるものに変わってきた。また，仕事中に笑顔が見られることも多くなり，自分が職場内で認められていると感じているように見受けられる。

💡 **504**：他の人たちの行動の背後に長期にわたって潜む問題まで把握し，問題解決に向けた対応をとっている

2）コンピテンシー〈顧客サービス重視〉

このコンピテンシーは，他の人たちの考え方，感性，行動を理解することよりも，他の人たちのニーズを理解することを最優先としている。そのニーズに応えるために，時間や努力を惜しまず行動することである。

【定義】他の人たちのニーズに応え，支援し，サービスを提供したいという願望を指す。顧客やクライアントのニーズを発見し満足させる努力に専念する能力をいう[11]。

【各レベルについて】

レベル0
クライアントの根底にあるニーズに応えようとする意欲がある。

レベル1
クライアントの根底にあるニーズを把握する。

レベル2
そのニーズに応えるために自発的行動をとり，時間も労力も通常業務の2倍の努力をして対応する。

レベル3
根底にあるニーズに応えるために，通常業務の2～6倍までの長期的視点をもって努力して対応する。

レベル4
周囲の人たちに対してもニーズに応えるための努力に参加させ，また迅速かつ非防衛的に対応する能力が求められる。

レベル5
組織的な問題に対して非防衛的に対応する能力が求められる。

事例

レベル0

005 ▶ 患者・家族の根底にあるニーズに応えようとする意欲がある

余命わずかな重篤な病状の患者の受け持ちになった。その患者は娘の結婚式を2週間後に控えていた。腹水もたまり自力で動くことは困難であったため，ほとんどベッド上での生活を送っていた。患

> 005：根底にあるニーズを把握しようと行動している

第2章 コンピテンシー・モデル

クラスター
《支援と人的サービス》

者は，娘の結婚式についてほとんど語らず，ふさぎ込んでいる様子だった。私は，患者が本当はどんな思いでいるか，何を望んでいるのか，何とか理解したいと考えた。そこで，負担にならないよう配慮しながら，患者の希望を知りたいと思っていることを伝えていった。

> [!NOTE] レベル1
105 ▶ 患者・家族の根底にあるニーズを把握する

　余命わずかな重篤な病状の患者の娘の結婚式が2週間後に控えていた。患者の病状は日々著しく悪化し，時間によっては意識が朦朧とすることがあり，結婚式への出席は困難な状況であった。患者は当初出席できないかもしれないことについて「仕方ない。」とだけ言っていたが，根気よく話を聞くと「一人娘の結婚式を見るのは，生まれてからずっと夢だった。」と涙ながらに話した。患者は結婚式に参加したいという思いを諦めていないと考え，看護師長に結婚式の日に勤務として自分が付き添えないかと相談した。

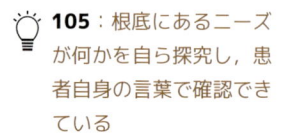

💡 **105**：根底にあるニーズが何かを自ら探究し，患者自身の言葉で確認できている

> [!NOTE] レベル2
205 ▶ 患者・家族の根底にあるニーズに応えるために，ルーティン以上の対応をする（通常の2倍まで）

　余命わずかな重篤な病状の患者の受け持ちになった。娘の結婚式が2週間後に控えていたが，患者の病状は日々著しく悪化し，楽しみにしている結婚式への出席は困難な状況であった。そこで，今のうちに娘の花嫁姿だけでも患者に見せることはできないかと考え，院内でそのような場をもつことができないか，看護師長に相談した。すると，院内の会議室を借用してはどうかという助言があり，さっそく家族に提案した。家族は可能ならば借用したいと話したため，日時を決めて，新郎新婦に当日結婚衣装を持参してもらい，会議室で患者に花嫁姿を披露し，みんなで写真撮影を行なうことを計画した。

💡 **205**：ルーティン以上のサービスを提供している

> [!NOTE] レベル3
305 ▶ 患者・家族の根底にあるニーズに応えるために，多大な努力をする（通常の2～6倍の努力）

　余命わずかな重篤な病状の患者の受け持ちになった。娘の結婚式が2週間後に控えていたが，患者の病状は日々著しく悪化し，結婚

式への出席は困難な状況であった。そこで当初は花嫁姿の写真撮影を計画した。しかし，せっかくなら家族だけの結婚式ができないかと考え始めた。再び看護師長に相談すると理解を示し，管理的な問題は引き受けてくれ，患者・家族は，その計画を伝えると，もちろんそうしたいと言った。その計画に関して，病棟で情報を共有し，臨時にカンファレンスを開いた。できるだけ元気な姿で出席したいという患者の気持ちを尊重し，その時間だけ点滴をはずすことや，検査などの治療スケジュールの調整などを医師に相談した。また，家族より生花やケーキなどを持ち込む希望があり，普段は病棟への持ち込みは禁止されているが，会議室への持ち込みを許可してもらえるよう師長や事務部に働きかけた。そのほか，どんな希望があるか家族と話し合い，できるだけ叶えられるよう調整した。

第 2 章
コンピテンシー・モデル

クラスター
《支援と人的サービス》

💡 305：通常の時間と労力の 2 倍から 6 倍の努力をしている

レベル 4
405a ▶ 患者・家族のニーズに応えるために，周りの人たちにも多大な努力に参加させる

　血液疾患に罹り，前の病院で余命 1 年といわれ，当院を受診した患者。外来で医師が疾患について患者に説明すると，すぐに涙を流し始めることから，医師は，患者がショックを受け，病気を否認して現実を受け入れられない状態にあると捉え，患者には当たり障りのない説明しかしなくなっていた。しかし，入院後，私が患者と信頼関係を築くなかで，なぜ外来で泣いてしまったのか聞いてみたところ，患者は「怖いからではなく，医療者が自分のことを親身に思ってくれていることを感じると，自然と涙が出てしまうのです。」と話した。疾患についての理解度を確認したところ，最近医師からきちんとした説明を聞くことができていないため，理解不十分による心配や不安を多く抱えていることがわかった。

　そこで，医師に患者は否認して泣いているのではなく，本当は患者なりに疾患のことをもっと理解したいと考えていることを伝え，疾患や治療についての説明を改めて行なう場を設けるよう依頼した。医師は驚くとともに，「外来で長いこと患者と付き合ってきた」という自負もあり，当初半信半疑の様子もあったが，私の説明に納得し，場を設けて患者と家族に説明することと，わかりやすい説明資料も準備してくれることになった。また，チームのスタッフにも患者の真意を伝え，今後患者が抱えている心配や不安について情報収集してもらい，それを所定の入力フォームに集めるよう依頼

💡 405a：他者（ここでは医師）にも，多大な努力をする気にさせ，実際に行動まで起こさせている

第 2 章
コンピテンシー・モデル

クラスター
《支援と人的サービス》

した。集まった情報を医師にわたし，それをもとに医師の説明資料が作成されることになった。

405b ▶ 患者・家族のニーズに応えるために，迅速かつ非防衛的に対応する

　消化器腫瘍の術後に，急速な意識障害を来した患者。いつも付き添っている患者の妻は，不安や不満など一切口に出さず，淡々と，気丈に振る舞っていた。遠方から駆けつけた患者の次女は，現状を受け入れられず取り乱し，「ミスがあったのではないか」と医療者に憤りをぶつけていた。私は術前からの患者・家族との関わりを通して，妻や娘は一家の中心である患者を頼りに生活してきており，大切なことはすべて患者が決断してきたこと，患者は口数の少ない人だが，常に家族を大切にし，家族を守ってきたことなどを把握しており，患者と妻の絆が非常に強いと考えていた。ゆえに患者の意思を直接確認できなくなってしまった今，妻が患者の思いを最も代弁できる人だと考えた。そこで患者のケア方針を立てるにあたり，妻に「患者はどうしてほしいと思っているだろうか」と尋ねてみた。妻は「今回の難しい手術を受けることを本人が決断したのは，自分がもう一度元気になって一家を支えたいという思いがあったからです。本人は治療を積極的にしてほしいと望んでいると思います。」と答えた。

　手術で摘出した腫瘍は病理診断の結果，消化器由来の癌ではなく造血器腫瘍だったことがわかり，急速な意識障害の原因も造血器腫瘍に関連した髄膜炎であることが判明した。しかし，消化器外科の医師は，まだ手術後間もないことと，髄膜炎の対処療法に追われていたことから，造血器腫瘍を専門とする血液内科との正式な連携を行なっていなかった。消化器外科も責任をもって患者の治療にあたっていることを知っているため，他科への転科を看護サイドから推し進める話はしにくいが，患者・家族のためには必要なことだと考えた。私は妻の言葉を消化器外科担当医に伝え，造血器腫瘍が原因疾患なら 1 日も早く血液内科の専門治療を受けられるようにすることが患者および妻や娘のニーズに応えることではないかと説得を試みた。

💡 **405b**：困難なことだが，やる必要があると考えた
💡 **405b**：患者・家族のニーズを充足するため，迅速に対応している

405c ▶ 患者・家族のニーズに応えるために，通常の職務をはるかに超えた努力をする

　余命わずかな重篤な病状の患者の受け持ちになった。娘の結婚式を2週間後に控えていたが，出席は困難な状況であったため，看護師長と家族の了承を得て，院内で家族だけの結婚式を行なうことになった。私は結婚式当日，仕事が休みであったが，式が滞りなく執り行なわれるよう，また他の患者や勤務者の業務に影響が及ばないよう配慮しながら患者・家族を手伝う必要があると考え，看護師長に休日返上の許可，または自分とチームリーダーの2名が出勤扱いとなるよう勤務変更を申し出た。その結果，看護師長から，結婚式を実施する午後半日を出勤扱いとする許可をもらうことができた。

　当日はチームリーダーとともに飾り付けなどの会場準備，患者のモーニングへの更衣，車椅子への移動，酸素ボンベや鎮痛剤準備などを行なった。結婚式を無事に終了でき，患者・家族に喜んでもらうことができた。

第2章
コンピテンシー・モデル

クラスター
《支援と人的サービス》

💡 **405c**：通常の職務範囲を超えているが，そこまでしても患者を援助したいと考えている

| レベル5 |

505 ▶ 患者・家族のニーズに応えるために，組織的な問題に対して非防衛的に対応する

　消化器腫瘍の術後に，急速な意識障害を来した患者。手術で摘出した腫瘍は病理診断の結果，消化器由来の癌ではなく造血器腫瘍だったことがわかり，急速な意識障害の原因も造血器腫瘍に関連した髄膜炎であることが判明した。術後間もない時期だったが，家族の希望は造血器腫瘍への治療を早々に開始することだったため，私は血液内科への転科を検討するよう消化器外科の担当医を説得した。担当医は，患者・家族の気持ちを理解し，その後，迅速に転科手続きをとり造血器腫瘍への治療が始まった。しかし，病状は進行し，余命2か月という状況であることが家族に伝えられた。

　患者は意識障害が遷延しており意思確認はできないが，妻と娘は，せめて自宅近くのA病院で残りの時間をなるべく側で見守りたいと希望してきた。この患者は元々，B病院からの紹介で受診しており，急性期の治療後はB病院に転院する予定であった。これまで連携してきたB病院との関係性を考えると，ここで予定を変更することは避けたかった。だが妻と娘の希望を最優先にすべきと考え，連携のなかったA病院の受け入れ体制を確認し，転院の手続きを医師やMSWと協力し合いながら進めた。

💡 **505**：組織の利益を多少犠牲にしても，患者，家族の立場に立って考えて対応する

クラスター《インパクトと影響力》

このクラスターは，周囲の人や組織の特徴をよく理解し，その長所をふまえたうえで，自分の職位や権限を利用し，効果的に自分の考えを伝える能力を指す。組織全体の利益につながらないことや，自分の地位や名誉，利益のみ追求するために影響力を行使することではない。

1) コンピテンシー〈インパクトと影響力〉

このコンピテンシーは，他の人たちに影響を及ぼすためにとるアクションである。対象は，1人の人から部署のスタッフ全員，組織全体などがあり，アクションとしては，直接的なプレゼンテーションから，段階的に，関係者を巻き込み戦略をもって行なうものまでがある。効果的に一貫した形で影響を及ぼすためには，「対人関係理解」のコンピテンシーも重要である。

> 【定義】他の人たちが語り手の考え方を支持してくれるように，他の人たちを説得し，信服させ，印象づける意思，あるいは他の人たちに特定のインパクトや効果を与える願望を指す[12]。
>
> 【各レベルについて】
>
> **レベル0**
> 自分の考えをもち，他者にインパクトや影響力を与えたいという意欲をもっている。このレベルでは，具体的なアクションを示すことができていなくても意欲をもっていることを評価する。
>
> **レベル1**
> 他の人たちに自分の考えをアピールすることができる。このレベルでは，相手のレベルや興味に合わせたアピールでなくてもよい。
>
> **レベル2**
> 他の人たちのレベルや興味に合わせて自分の考えをアピールすることができる。
>
> **レベル3**
> 他の人たちへの影響力を計算して，自分の考えをアピールすることができる。自分の主張を聞いた結果，その人たちがとるであろう行動を予測して，自分の考えをアピールし，相手が賛同

するよう仕向けることが求められる。

> レベル4
>
> 自分の考えを実現するために具体的な計画・方法を提示し，自ら模範を示す。また，より多くの人たちに影響を与えるためにまずはコアメンバーをつくり，次にその人たちから全体に拡大していくなど2段階に分けてアクションをとる。
>
> レベル5
>
> 影響を及ぼすために自分のアイディアに対して，専門家や第三者からのサポートを築いたうえで，高度で段階を踏んだ理論を展開する。

事例

レベル0

006 ▶自分の考えをもち，他者にインパクトや影響力を与えたいという意欲をもっている

　今年度，部署の心肺蘇生ワーキンググループのリンクナースに任命された。そのとき，主任からどんな活動をしたいか尋ねられた。そこで私は，病棟の急変対応の能力を向上させるために，すべての看護師にBLSトレーニングを受けさせたいと考えていることを伝えた。

💡 **006**：自分の考えをもっており，尋ねられればそれを説明できる。しかし，自発的な発言や行動はまだできない

レベル1

106 ▶他の人たちに自分の考えをアピールする

　病棟ミーティングのなかで，スタッフで共有したい情報を提供する場面があった。そこで，私は手を挙げ，病棟の看護師たちに自分が院外のBLSの研修を受講したことで急変時の対応に自信がもてるようになったことや，急変前の兆候に気づくことの重要性などを具体的に話し，BLSの必要性について熱意を込めて話した。

💡 **106**：聞いた相手がどう感じるかについては関心を向けていないが，自分の意見・主張を自発的に発言している

レベル2

206 ▶他の人たちの興味やレベルに合わせて，自分の考えをアピールする

　病棟では，急変時に落ち着いた対応ができないという問題を抱え

第2章
コンピテンシー・モデル

クラスター
《インパクトと影響力》

💡 **206**：新人とリーダーに，それぞれ違う説明方法を選択している

💡 **206**：相手の状況にふさわしい伝え方を選択して自分の意見や主張を表現している

ていた。急変が起こると慌ててしまい，看護師それぞれが自分の役割を見失ってしまうことが原因だと考えた。そこで，病棟ミーティングで，急変時に個々に求められる役割を理解し，チームワークを意識した行動がとれるようなトレーニングをみんなで行なう必要性を訴えた。

　まず，新人看護師には，「意識，循環，呼吸の異常を発見したら，いち早く先輩看護師に報告し，院内のBLSトレーニングで習った初期対応ができるよう研修に参加して学びましょう」と伝えた。急変時にリーダー役割を担ってほしい看護師たちに対しては，「急変時に使用する薬剤の知識や他の看護師への指示の出し方などを，研修に参加して学びましょう」と伝えた。

レベル3

306 ▶他の人たちへの影響を計算して，自分の考えをアピールする

　当病棟では，急変時に落ち着いた対応ができないという問題を抱えていた。しかし，日々の忙しさを理由に急変対応についての学習に意欲的に取り組んでいる者はいなかった。普段から患者のニーズに応えようという努力はしていると思うので，急変時に適切に対応することも患者が看護師に求めていることであると認識できれば，急変対応にもっと積極的に取り組めると考えた。また，急変の兆候に気づき早期に対応することは，急変を防ぐことにつながり，忙しさも緩和されることが期待できるとわかれば，学習意欲ももてると考えた。

　そこで，病棟ミーティングでは，次のようにアピールした。

　「急変につながる兆候を知り，早期に対処することは患者さんが最も求めていることである。忙しい状況ではあるが，今すぐ勉強会を開催し，患者さんの求めていることに応えられるような知識や技術を身につける必要がある。そうすることで急変が減り，ゆくゆくは私たちの忙しさの緩和にもつながる」

💡 **306**：どのようにアピールすれば，他の人たちが自分の主張に賛同するか，考え計算したうえで，自分の考えをアピールしている

　すると，病棟ミーティングに参加していた1人の中堅看護師から「何より，患者さんが求めていることだと気づき，今すぐに取り組む必要があると感じました。自分たちの忙しさにも影響していると思うとなおさらですね。私が中心となって勉強会を企画します」という反応があった。他の看護師からも勉強会の企画に協力したいとう申し出があり，急変対応のプロジェクトチームが結成された。

> レベル 4

406a ▶ 具体的な効果を上げるために計画的なアクションを起こす

　患者の高齢化，在院日数の短縮化などの影響から，重篤で合併症の多い患者の割合が多くなっており，急変時にすべての看護師が適切な対応ができるようになる必要がある。そのためには，急変対応について指導できる人材を育成することが必須であると考えた。

　そこで，まず私が院外の BLS，ACLS 研修に参加し，インストラクターの資格を取得した。次に 1 年間で病棟のすべての看護師が BLS トレーニングを勤務時間内に受講できるような日程を作成し，研修の内容や時間設定を決定した。決定した事項を病棟ミーティングで発表し，ミーティングの時間内に私がデモンストレーションを実施し見本を示した。

406b ▶ 影響を考えて，2 段階に分けてアクションを起こす

　患者のニーズに合わせて，適切な急変時の対応を実施するために 1 年間かけて自分の病棟のすべての看護師に向けて BLS トレーニングを実施することができた。しかし，適切な急変対応は自分の病棟だけではなく，院内のすべての看護師に求められている。1 年間で院内のすべての看護師が BLS トレーニングを受講できるようにすることが望ましいと考えたが，私 1 人で指導することは時間がかかり困難であった。

　そこで，急変対応に興味のある看護師を院内から募り，BLS についての勉強会を実施し，インストラクションのできるコアメンバーを育成した。次に，院内のすべての看護師が勤務時間内に BLS トレーニングを受講できるように日程を作成した。そして，コアメンバーが BLS トレーニングを初めて開催するときには同席し，その場で指導しながらトレーニングを実施した。3 か月後には，すべてのコアメンバーがインストラクターとして自立したため，コアメンバー同士でペアを組ませ担当病棟を決め，残りの期間で担当した病棟のすべての看護師が BLS トレーニングを受講できた。

> レベル 5

506 ▶ 第三者を活用し，高度で段階的なアクションを起こす

　BLS トレーニングについて，最初は自分の病棟，次に看護部全体と受講者を増やしてきた。しかし，院内の急変時に BLS を実施

第 2 章
コンピテンシー・モデル

クラスター
《インパクトと影響力》

💡 **406a**：自分の考えを実現するために計画的に行動し，自らが模範を示している

💡 **406b**：自分の考えを実現するために，まずコアメンバーを育成し，次にその人たちから全体に拡大させていく

第 2 章
コンピテンシー・モデル

クラスター
《インパクトと影響力》

💡 **506**：専門家や第三者を活用している
💡 **506**：段階的に政治的な連帯を築いている

することは，医師や看護師に限らず，さまざまな職種に求められている。全職員にBLSトレーニングを実施するために，院外でBLS研修を企画・運営している救急科の医師や，ACLSのインストラクターである臨床工学士の協力が必須であると考えた。そこで，インストラクター資格をもつ医師や臨床工学士に研修の必要性と趣旨を説明し，他の医師やコメディカルにもその必要性を広く伝達してもらえるよう協力を依頼した。次に研修の目的・意義を明確にし，各職種の部長が集まる会議で発表し承認を得た。その後，医師や看護師以外の職種のなかから数名を集め，研修のシミュレーションを実施し，研修の内容や方法を検討したうえで，院内全体に広め，1年間で全職員が研修に参加できるようにした。

クラスター《マネジメント能力》

このクラスターでは，管理的な行動力・実行力はもちろん，その行動の意図も多側面から評価する。すなわち他の人を教育する，指示する，チームを築き上げる，という意図をもったうえでの行動力が求められる。

1）コンピテンシー〈他の人たちの開発〉

このコンピテンシーは，他の人たちを教育し，成長してもらいたいという純粋な意欲にもとづいている。対象は，1人の部下を開発することから，上司，さまざまな階層を含むグループを開発するまでがある。他の人たちのレベルやニーズを適切に分析し，潜在的能力を見つけ前向きの期待を伝える，能力開発を意図して，成功体験を踏めるように職務や職責を委譲するなどがある。

【定義】インパクトと影響力の特別な形態であり，意図は，1人または何人かの人を教育し，開発を促す点に求められる[13]。

【各レベルについて】

レベル0
他の人たちの問題点に気づき指摘したり，他の人たちに期待をもち，それを表明できたりすればよい。

レベル1
よいところを見つけて伸ばそうと考え，前向きなコメントをすることが求められる。

レベル2
課題達成や職務遂行ができるように具体的な指示を与えることが求められる。

レベル3
努力を要するが達成可能な目標や役割を与えたり，行動の必要性を理解できるような指示を出し，自らも実践して見せたりすることが求められる。

レベル4
能力開発のため多方面からのフィードバックを行なう，失敗したときに責めるのではなく，次に活かせるような関わりをする，ネガティブフィードバックをする際，人格ではなく行動に対して行なう，というスキルが求められる。

第 2 章
コンピテンシー・モデル

クラスター
《マネジメント能力》

> **レベル 5**
> 他の人たちが自信を築けるよう成功体験を積ませる，部下に権限を委譲し部下のコンピテンシーを評価したうえで本人の得意な方法で業務を遂行できるようにするなど，さらに深い意図が求められる。

事例

> **レベル 0**

007a ▶ 他の人たちに前向きな期待を示す

　感染対策リンクナースの 5 年目看護師の加藤さんが病棟の速乾性手指消毒剤の使用量が減っていることについて相談してきた。自ら相談してきた行動は，自分の役割意識をしっかりともっている表われであると捉え，「加藤さんは間違いなくこの役割を通して活躍してくれると思う。これからも，今の調子でどんどん意見を出してね」と，今後の期待を伝えた。

💡 **007a**：他者の行動の優れている点に気づき，それを相手に伝えられている

007b ▶ 他の人たちに問題点を指摘する

　PVC のショートランが出現し始めた患者を ICU に移送する際，可動式の心電図モニターを装着せずに移動したというインシデントがあり，翌日，当事者の 3 年目看護師の山下さんから報告を受けた。話を聞くなかで，山下さんは可動式心電図モニターについての知識があいまいであることがわかった。そこで，「わからないままに行動することは危険なことです。あいまいにしかわからないと自覚していたなら，そのときに，わからないと他の人に伝えていないことがよくなかった」と伝えた。

💡 **007b**：他者の問題点に気づき，それを相手に指摘できている

> **レベル 1**

107 ▶ 他の人たちの能力や潜在的可能性に対して前向きに関わる

　3 階病棟は易感染状態の患者が多く，スタッフの感染対策に対する意識は高い。しかし今年度になり，速乾性手指消毒剤の使用量が減少し，感染対策リンクナースの加藤さんから相談を受けた。加藤さんは手指消毒剤を 1 人 1 本ポシェットに入れて携帯すれば使用量が増えるのではないかと考えていた。それを実行に移すまでには

💡 **107**：よいところを見つけてさらに伸ばすようなコメントをしている

至っていなかったが，私は加藤さんの役割意識と責任感，また新しいアイディアを出したことを高く評価した。そこで加藤さんに「問題意識をもっているから，対策もよいアイディアが出るし，具体的な方法が考えられていると思う。加藤さんの責任感の強さが，今回の積極的な行動にも表われていると思う。頼もしく感じる。」と伝えた。

> 第2章
> コンピテンシー・モデル
>
> クラスター
> 《マネジメント能力》

レベル2
207 ▶ 具体的な支援的助言を行なう

感染対策リンクナースの加藤さんから，速乾性手指消毒剤について相談を受けた。加藤さんは手指消毒剤を1人1本ポシェットに入れて携帯すれば，使用量が増えるのではないかと考えていたが，スタッフがどんな反応を示すのかが気がかりで，「やってみよう」と呼びかけることができなかった。私はどのようにすればスタッフに効果的に呼び掛けられるか一緒に考え，どのタイミングで声をかければよいかなどをアドバイスした。

💡 **207**：相手が課題達成できるように具体的な助言を与えている

レベル3
307a ▶ 他の人たちの能力開発のために課題を与える

速乾性手指消毒剤をポシェットで携帯する運用を，感染対策リンクナースの加藤さんが発案した。私は，この取り組みを加藤さんにリーダーとなって実行してもらおうと考えた。なぜなら，加藤さんが自分の考えをチームメンバーにアピールし，チームを引っ張って1つのことを成し遂げる経験を通して，リーダーシップを身につけられると思ったからだ。そこで加藤さんにポシェット導入のプロジェクトを任せることを伝えた。加藤さんは，大変そうだががんばってやってみたいと言い，自分で計画を立て，ポシェット導入を実行することができた。

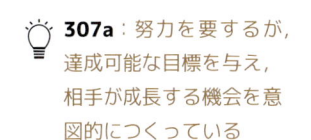

💡 **307a**：努力を要するが，達成可能な目標を与え，相手が成長する機会を意図的につくっている

307b ▶ 理由と根拠を伴った指示を与え，見本を示す

新人看護師の西村さんは，日勤の業務終了時間が他の新人看護師と比べて1時間以上遅くなることが多かった。患者からも「西村さんの清拭は時間がかかるので，寒くなってしまう」など仕事が遅いことに対するクレームを受けていた。そこで，西村さんに仕事の段取りが悪いことで患者に及ぼす影響について伝え，目標時間を決めて行動してみるよう指示した。また私の動きをシャドウイングさ

💡 **307b**：自らも実践してみせている

第2章
コンピテンシー・モデル

クラスター
《マネジメント能力》

せ，ケアの準備や後片づけの仕方など，どのような段取りで行なえばよいか見てもらうようにした。その結果，西村さんは時間や段取りを意識してケアに当たるようになり，目標時間内に終了できるようになってきた。

> レベル4

407a ▶他の人たちの能力開発のために多元的フィードバックを行なう

　速乾性手指消毒剤をポシェットで携帯する運用を，感染対策リンクナースの加藤さんがリーダーとなって導入した。導入1か月後の調査の結果，消毒剤の使用量は増加した。私は加藤さんが病棟スタッフをまとめて1つの取り組みを成し遂げ，成果も出せたということに自信をもってもらい，次につなげてほしいと考えた。

　そこでこの活動について，感染対策担当師長が加藤さんの取り組みがとても効果的だったと評価していたことを加藤さんに伝えた。また，3階病棟を見学に来た他病棟の看護師から，消毒剤を持ち歩くほど意識しているのは，さすが3階といわれたことも加藤さんに伝えた。

💡 **407a**：努力を要する課題に取り組んでもらい，その達成状況について多方面（他職種，他部署など）からの評価を返している

407b ▶他の人たちが失敗したとき，安心感を与えるように関わる

　PVCのショートランが出現し始めた患者をICUに移送するとき，可動式の心電図モニターを装着せずに移動したというインシデントについて，当事者である3年目看護師の山下さんと振り返りを行なうことにした。山下さんはショックを受けていたが，インシデントの翌日，私を見るなりすぐに報告してきた。その態度やインシデントレポートの内容から，山下さんが問題の重要性を理解している様子が伺えた。私は振り返りを行なう前に，私にすぐに報告してきたことを褒めた。そのうえで，その場面での問題点について話し合い，可動式心電図モニターについての知識があいまいなまま行動したという問題点については指摘した。そして，確実な知識を身につけるため，実際に機器を操作してICUに移動する練習を行なうことを提案した。

💡 **407b**：失敗したときに，責めるのではなく，一緒に振り返り，次に活かせるような関わりをしている

407c ▶人格を否定せず，行動に対してネガティブフィードバックを行なう

　6年目看護師の中山さんが病棟ミーティングの最中に，仕事のバ

56

インダーに隠すようにしてプライベートのイベント企画書をつくっているのを目撃した。中山さんは日頃から公私混同の行動が見られることがあり，仕事への姿勢があまり誠実でないと感じていた人だった。ミーティングが終わった後，私は中山さんを誰もいないところへ呼び，「あなたが趣味のイベントの責任者をしていることは知っているし，イベントの日程が迫り，焦っている気持ちも知っています。でも病棟ミーティングは業務であって，業務時間中にプライベートなことをするのは問題だと思わない？」と事実のみ伝えて問いかけた。中山さんは「すいません」と小声で言って頭を下げただけで，その場を立ち去ったが，その数時間後，「先ほどは仕事にプライベートをもち込んでしまい，どうもすみませんでした。深く反省しています。」と改まった態度で述べてきた。

> 💡 **407c**：人格を否定せず，問題行動に対しての指摘のみ行なっている

> レベル5

507a ▶ 他の人たちが自信を築けるような成功体験を積ませる

速乾性手指消毒剤をポシェットで携帯する運用を導入し，減少していた使用量が増加し始めた。この取り組みを実行した感染対策リンクナースの加藤さんに，ポシェット型消毒剤を使用した効果をデータで示し，この活動の成果を院内発表会で発表してみないかと働きかけた。発表資料の作成は主に加藤さんに任せつつ，毎日声をかけて2人で原稿をつくり上げた。院内発表会終了後，加藤さんより「ポシェットを導入でき，院内発表もできて，また発表会で多くのフィードバックももらえてとてもうれしかったです。やってよかったです。」という言葉が聞かれた。

> 💡 **507a**：自信につながる成功体験になるよう計画的に導いている

507b ▶ 部下のコンピテンシーを評価し，得意な方法で業務を遂行できるように権限と責任を委譲する

当病棟へローテーションしてきた今井主任は，取り組んだ目標に対して，他者を巻き込み，他者のモチベーションを高めて達成するというコンピテンシーが優れていると評価していた。

当病棟では申し送りの時間が必要以上に長く，業務終了時間が遅くなることが常態化しており，看護師長の私は改革することを公言していた。3チームのうち今井主任が担当するチームでは，今井主任が改革の必要性を理解し，スタッフへの働きかけを積極的に行なった結果，申し送り時間短縮の工夫がされ，超過勤務時間が激減した。一方，千葉主任が担当するチームでは改善が一向に進まず，

> 💡 **507b**：部下のコンピテンシーを評価したうえで，十分に権限を委譲している

第2章
コンピテンシー・モデル

クラスター
《マネジメント能力》

第2章
コンピテンシー・モデル

クラスター
《マネジメント能力》

依然として業務終了時間が遅かった。師長・主任ミーティングで改革の必要性を再度みんなで確認し，プロジェクトを立ち上げることにした。プロジェクトのリーダーには，影響力や他者を巻き込む力をもつ今井主任を任命し権限と責任を委譲した。今井主任は千葉主任らに積極的に声をかけたり，どのような工夫をすれば申し送り時間を短縮できるかチームを超えた話し合いを企画したりした。他のチームの看護師も巻き込んで精力的に活動し，その結果，病棟全体の申し送りの時間が短縮された。

2）コンピテンシー〈指揮命令——自己表現力と地位に伴うパワーの活用〉

このコンピテンシーは，上司と部下の関係で発揮されることが多い。明確な要求や，意図的に抑えた形で怒りを表明する，などがある。卓越した管理者は，「指揮命令」を多用せず，状況に応じて高度なインパクトを狙って適切に行使する。

> 【定義】ある個人が，その願望に他の人たちが従うことを促す意思の表明。個人に備わるパワーや個人の地位に備わるパワーを，組織の長期的な成功を念頭に置いて効果的かつ適切に活かすことが求められる[14]。
>
> 【各レベルについて】
>
> **レベル0**
> 基本的で日常的な指示を出せればよい。
>
> **レベル1**
> 状況の変化に応じて詳細な指示を出すことが求められる。
>
> **レベル2**
> 重要で長期的な業務に取り組めるよう指示を出すことが求められる。
>
> **レベル3**
> 不適切な要求や行動にはっきり「No」と言うことや，断固とした態度で自分の命令や要求に従わせることが求められる。
>
> **レベル4**
> 問題について，公の場での議論にもち込むことが求められる。
>
> **レベル5**
> ルール遵守に導くため，コントロールされた怒りや強制的な態度を効果的に活用することが求められる。

事例

レベル0

008 ▶ 適切な日常的指示を出す

病棟の目標の1つに「看護記録のための残業時間をなくす」というものがあった。私は主任代理で日勤のリーダーをする日は，午前

第2章
コンピテンシー・モデル

クラスター
《マネジメント能力》

💡 **008**：業務上，必要だと思うことを自ら他者に伝えている

第2章
コンピテンシー・モデル

クラスター
《マネジメント能力》

11時と午後3時にスタッフに記録の進行状況を報告させ，休憩時間を割り振ったり，急患は記録が最も進んでいる者に対応してもらったりするなどの調整を行なった。

> [!レベル1]

108 ▶ 状況の変化に応じて詳細な指示を出す

　患者の急変が起きた際，患者を受け持っている看護師には，患者のそばを離れないよう指示し，処置などの直接ケアに専念できるようにした。その他の看護師は外回りとして経過記録や物品・薬品の調達・運搬などを行なうよう指示を出し，急変時でも記録がタイムリーに行なわれ，残業にならないようにした。

💡 **108**：適切に対応するために何をすべきか，自ら判断し，具体的な指示を出している

> [!レベル2]

208 ▶ 重要な長期的な業務に取り組めるように指示を出す

　病棟の目標として「看護記録のための残業時間をなくす」というものがあり，そのためのプロジェクトを病棟で立ち上げた。スタッフに看護記録のための残業を行なっている時間の測定や意識調査への協力を指示した。その結果，午後に入院があった場合の残業が多いことや，記録量が多いという問題点が判明した。そこで午後に入院があった場合の記録の書き方などの資料を作成し，病棟スタッフに指導した。その数か月後にはフォーカスチャーティングについても指導し，グループリーダーに，各グループでフォーカスチャーティングができているか，重複記録はないかのチェックを行ない，グループメンバーに指導するよう指示した。

💡 **208**：病棟の目標や課題に継続的に取り組めるよう段取りし，具体的な指示を出している

> [!レベル3]

308a ▶ しっかり自己主張する

　病棟の目標の1つに「看護記録のための残業時間をなくす」というものがあった。看護記録の残業が多い要因を探ったところ，午後に入院があった場合の残業が多いことや，記録量が多いという問題点に絞られた。そこで午後に入院があった場合の記録の書き方などの資料を作成し，病棟スタッフに指導した。しかし，スタッフからは「午後入院の場合，時間内に記録が終わらないのはやむを得ない」「記録量が多いのは，申し送りをスムーズにするためだ」などの声が聞かれ，改善の取り組みに対する非協力的な反応があった。私は「やむを得ない，仕方がないなどと言い訳すると，いつまで

💡 **308a**：不適切な言動に，はっきり「No」と表明している

経っても残業が減ることはないので，その姿勢ではいけない。指導したとおりに記録を書くように」と指示を徹底した。その後も午後に入院があった場合の記録が指示通りにできているかチェックし，できていない場合には個別に指導した。3か月後，この取り組みが定着し，看護記録のための残業をほぼなくすことができている。

308b ▶ 達成基準を設定し，厳しい態度で対応する

　病棟の目標の1つに「看護記録のための残業時間をなくす」というものがあった。看護記録の残業が多い要因を探ったところ，午後に入院があった場合の残業が多いことや，記録量が多いという問題点に絞られた。そこで「看護記録のための残業時間を3か月後にゼロにする」という目標を掲げて取り組みを開始した。午後に入院があった場合の記録の書き方を示して統一し，それが守られているかチェックした。守っていない看護師に対しては個別に面談し，なぜ守れないのか問い，残業になっても仕方ないという意識を変えて，厳しい時間管理を心がけるよう指導した。その結果，「看護記録のための残業時間を3か月後にゼロにする」という目標を達成できた。

| レベル4 |

408 ▶ 業務上の問題について公に議論する

　病棟の目標の1つに「看護記録のための残業時間をなくす」というものがあった。看護記録の残業が多い要因を探ったところ，午後に入院があった場合の残業が多いことや，記録量が多いという問題点に絞られた。病棟ミーティングでこの問題を提起し，午後に入院があっても記録を時間内に終わらせるにはどうしたらよいか，なぜ記録量がこんなに多いのかについて話し合いをもちかけた。「午後の入院後，検査や治療の説明に追われ，記録が後回しになってしまうため，残ってしまう」などの意見が出る一方，「入院時にやるべきことが多いのははじめからわかっていること。入院患者を担当する看護師への声かけや協力をもっとすれば，担当看護師だけ記録が後回しになるという問題は解決するのではないか」という意見も出された。また記録量が多いことについては，「午後入院で早く記録しなければばと焦れば焦るほど，文章を考えてまとめられなくなり，とりあえずなんでも書いておこうとしてしまい長くなる」「長くてまとまっていない記録は後で読む気がしない。労力と時間の無駄」

第2章
コンピテンシー・モデル

クラスター
《マネジメント能力》

💡 **308b**：指示に従わない人に，従うまで関わっている

💡 **308b**：断固とした態度で，自分の命令に従うまで関わっている

💡 **408**：達成基準に達していない問題について，公の場での議論に持ち込んでいる

第2章
コンピテンシー・モデル

クラスター
《マネジメント能力》

などの意見が出された。こうした議論の末，午後に入院があった場合用の記録のテンプレートを作成すれば，短時間でタイムリーな記録ができるのではないかという意見にまとまり，みんなでそれを作成する方向にもっていくことができた。

レベル5

508 ▶ ルール遵守に導くために，コントロールされた怒りや強制的な態度を効果的に活用する

　病棟の目標の1つに「看護記録のための残業時間をなくす」というものがあった。看護記録のための残業が多い要因を探ったところ，午後に入院があった場合の残業が多いことや，記録量が多いという問題点に絞られた。そこで午後に入院があった場合の記録の書き方などの資料を作成し，病棟スタッフに指導した。

　しかし，スタッフからは「午後入院の場合，時間内に記録が終わらないのはやむを得ない」「記録量が多いのは申し送りをスムーズにするためだ」などの声が聞かれ，改善する気のない者もいた。私は全員を集め，改まった場を設けたうえで，「時間にルーズな状況を，管理者として認めるわけにはいかない。必ず指導したとおりに記録を行なうように」と断固とした口調で伝えた。その場ではあえて質問も受け付けず，命令ということを暗に示唆した。そのパフォーマンスにより事の重要性がスタッフに伝わったのか，以後は改善策を徹底しようとする姿が見られるようになった。

💡 **508**：意図的にコントロールした怒りを表現している

💡 **508**：遵守を導き出すという結果を出している

3）コンピテンシー〈チームワークと協調〉

このコンピテンシーは，チームの所属メンバーとして活動しているときに発揮される。チームとは，公式，非公式にかかわらず，1つの問題を解決する，プロジェクトを完遂するためにお互いに協働し合っている場合を指す。チームにやる気を植えつけ，チーム内の対立を解消するためにとる行動などがある。

【定義】他の人たちと協力して働き，チームの一員となって他のメンバーと助け合うという純粋な意思が要求される[15]。

【各レベルについて】

レベル0
チームづくりに対する前向きな意欲・姿勢があればよい。

レベル1
チームワークを高めるうえで役立つ情報をチームメンバー間で共有することが求められる。

レベル2
チームのもつ力や優れている点をチームメンバーに伝えることが求められる。

レベル3
チーム運営などの方針を決めるプロセスに，チームメンバー全員が参加できるようにすることが求められる。

レベル4
チームメンバー1人ひとりの役割を具体的に伝えたり，達成目標を共有し団結力とやる気を高めるための働きかけをしたりすることが求められる。

レベル5
チーム内の対立を公の場にもち出して，解決する能力が求められる。

事例

レベル0

009 ▶ チームづくりに対する前向きな意欲がある

2階病棟でアスペルギルスによる肺炎を3名の患者が発症した。

第2章
コンピテンシー・モデル

クラスター
《マネジメント能力》

009：個ではなくチームに目が向き，積極的に関わる態度を示している

第2章
コンピテンシー・モデル

クラスター
《マネジメント能力》

看護師にできる予防策の1つとして環境整備が挙げられると私は考え，チームみんなの環境整備への意識を向上させるための方策を考えた。

> レベル1

109 ▶ チームに適切で有用な情報を共有する

　2階病棟でアスペルギルスによる肺炎を3名の患者が発症した。看護師にできる予防策の1つとして環境整備が挙げられると，私は考えたが，人によって環境整備に関する理解や知識は異なり，行動にも個人差が見られた。そこでチームメンバー全員に正しい知識をもってもらいたいと考え，日和見感染についての知識と環境整備の具体的方法をチームメンバーに示し，共有した。その結果，環境整備の重要性や具体策についてみんなが理解でき，チームでの取り組みを開始することができた。

💡 **109**：チームワークを高めるうえで役に立つ情報をメンバーに提供し共有している

> レベル2

209 ▶ チームメンバーに対して前向きな期待を表明する

　2階病棟は，他病棟からの応援を要するほど忙しいことが多く，応援をもらうことが常態化していた時期があった。忙しさが長期化する病棟では不満が募りやすく，その後，落ち着いても「少し楽をしてもいいのではないか」と応援を出す側に回れなくなる傾向があるが，2階病棟では落ち着くと可能な範囲で今度は応援に出ることができている。チームミーティングで，忙しさを客観的に見極めて適切な判断ができていることを褒めたところ，よい評価を得たことで，その後さらに積極的に応援に出る姿勢が見られている。

💡 **209**：チームの優れている点をメンバーに伝えている

> レベル3

309 ▶ チームのメンバーすべてが意思決定に参加できるように働きかける

　2階病棟でアスペルギルスによる肺炎を3名の患者が発症した。無菌室を担当するチームは危機感をもって環境整備に取り組んでいたが，一般病床チームでは事の重大性を理解しておらず，環境整備は他の業務に比べ優先度が低くなってしまっていた。私は無菌室も一般病床も，直接患者に接する看護師全員の意識を向上させることで，患者指導も確実に実施され，感染症の予防に結びつけることができると考えた。そこで環境整備に関する今年度の行動計画を病棟

💡 **309**：方針を決めるプロセスにメンバー全員が参加できるようにしている

ミーティングで話し合うことにした。ミーティングに参加できない看護師をチェックし，事前に紙面で意見を書いてもらい，口頭でも確認した。このように全員の意見をもち寄った形で，ミーティングを開催した。ミーティングでの検討結果はノートに残し，参加できなかった者にも伝わるようにし，決定事項について意見がある場合は期限までに申し出るよう伝達した。

> レベル4

409a ▶ 他の人たちを励まし，重要であると確信するよう導く

　2階病棟は他病棟からの応援を要するほど忙しいことが多く，応援をもらうことが常態化していた時期があった。忙しさが長期化する病棟では不満が募りやすく，その後落ち着いても「少し楽をしてもいいのではないか」と応援を出す側に回れなくなる傾向があるが，2階病棟では落ち着くと可能な範囲で今度は応援に出ることができている。私は主任の代理を務めることの多い8年目看護師の中山さんに「この間まで応援をもらっていたのに今日は夜勤で応援に出そうと検討できるなんて，中山さんが客観的に判断してくれたからだね」と伝えた。また，チームミーティングで，よく応援に出る3，4年目看護師に対して「応援先で嫌な顔をせずしっかりと働いてきてくれるので，2階にマイナスのフィードバックはほとんどないよ。とても誇らしい。」と伝えた。

　その後も中山さんは主任不在のときも客観的に忙しさを判断して応援の調整をすることができている。また，応援に出る看護師たちも自分の部署では経験できないことを経験できると肯定的な意見を述べている。

409b ▶ 協力して目標に向かうチームを築く

　2階病棟でアスペルギルスによる肺炎を3名の患者が発症した。無菌室を担当するチームではこのことに問題意識をもち，二度と感染者を出さないよう環境整備に取り組んでいた。しかし一般病床チームでは事の重大性を理解しておらず，環境整備は他の業務に比べ優先度が低くなってしまっていた。私は無菌室も一般病床も，直接患者に接する看護師全員の意識を向上させることで，患者指導も確実に実施され，感染症の予防に結びつけることができると考えた。

　そこで病棟ミーティングで，全員に二度と感染者を出さないとい

第2章
コンピテンシー・モデル

クラスター
《マネジメント能力》

💡 **409a**：チームメンバー1人ひとりがチーム運営において果たしている役割を認め，具体的にその内容を伝えている

💡 **409b**：達成目標を共有している

💡 **409b**：チーム全員で合意しながら進めることで，団結力とやる気を高めている

第2章
コンピテンシー・モデル

クラスター
《マネジメント能力》

う目標を再確認し，まず普段汚いと感じる場所を指摘し合った。看護師で改善できる場所はベッド上，オーバーベッドテーブルであるため，午前の環境整備を定着させる必要性を共通認識した。毎日環境整備を行なうことがなかなか定着しなかったため，チームミーティングで3回取り上げ，環境整備を実施できない理由を考え，みんなで方法の検討を重ねた。また，不要な物の片づけや物の位置の変更などを感染対策係と相談し実施した。その結果，各々が自分のこととして取り組む姿が見られるようになり，病棟内のどのチームにおいても午前の環境整備が定着した。

レベル 5

509 ▶ チーム内の対立を公の場にもち出して解決する

　2階病棟でアスペルギルスによる肺炎を3名の患者が発症した。無菌室を担当するチームではこのことに問題意識をもち，二度と感染者を出さないよう環境整備に取り組んでいた。しかし，一般病床チームでは事の重大性を理解しておらず，環境整備は他の業務に比べ優先度が低くなってしまっていた。この状況について，無菌室担当の看護師は「私たちはこんなに注意しているのに，一般病床の看護師たちからは，危機感が感じられない。」と不満を募らせていた。そこで無菌室担当の看護師には，きちんとサポートをすることを約束したうえで，病棟ミーティングでそのことを率直に，しかし感情的にはならないよう注意して発言するよう促した。

　病棟ミーティングで無菌室チームの発言を聞いた一般病床の看護師からは「無菌室担当看護師の気持ちはわかった。同じ危機感をもって対応できていなかったことは反省している。」との発言が聞かれ，両者のわだかまりが解消したことを感じられた。そこで次に，全員で二度と感染者を出さないという目標を再確認し，具体策を話し合った。

💡 **509**：わだかまりを，公の場で話し合って解決する方向に導いている

4）コンピテンシー〈チーム・リーダーシップ〉

　このコンピテンシーは，多くの場合，公式的な権威を伴う地位の人によって発揮される。単にミーティングを運営するレベルから，真のカリスマ性を発揮して力強いビジョンとリーダーシップを通じて他の人たちを鼓舞し，エネルギーを注入するレベルがある。「指揮命令」と同様に，「チーム・リーダーシップ」も十分に責任を伴う形で発揮されなければならず，個人の利益向上や，価値の認められない目的，組織の目的に反する形で発揮される場合は，評価されない。

【定義】チームのリーダーとしての役割を担うことに対する意思を指し，他の人たちをリードしたいという願望を伴う[16]。

【各レベルについて】

レベル0
時間管理ができ，役割を割り振れる。

レベル1
チーム（組織）の運営方針について説明できることが求められる。

レベル2
自分との相性や好みで態度や指導方法に差をつけることなくスタッフと関わることが求められる。

レベル3
チームメンバーのやる気と職務満足が高まるように働きかけることが求められる。

レベル4
チーム力を最大限発揮するために必要なものは何かを判断し，人材・情報・物などを確保したり，リーダーとしてチーム運営の方針や目標を熱く語り，メンバーがそれに合うような行動変容を遂げたかどうか見届けたりすることが求められる。

レベル5
人を動かすように強力にビジョンを伝え，チームの力を引き出すことが求められる。

第2章
コンピテンシー・モデル

クラスター
《マネジメント能力》

💡 **010**：自ら時間管理と業務内容のバランスを考え，他者も含めた役割分担を行なっている

💡 **110**：病棟の運営方針について，意思決定の理由を説明している

💡 **210**：好みによって態度や指導方法に差をつけず，スタッフと関わっている

事例

レベル 0
010 ▶ 時間をコントロールし，役割を割り振る

　いつも病棟ミーティングが長引く傾向にあり，業務の進行や帰宅時間に影響を及ぼすことがあった。私は司会役として時計を見ながら時間管理し，各議題の発表者にあらかじめ，持ち時間を割り当て，その時間内に発表と討議が収まるよう指導した。

レベル 1
110 ▶ 意思決定から影響を受ける人たちに情報を伝える

　所属病棟で脳卒中救急を受け入れることになった。そこでその経緯や必要性などについて資料をつくって病棟ミーティングでスタッフに説明した。何故，自分たちの病棟が担当していくのか，スタッフが理解できるよう，自分の解釈を伝えた。

レベル 2
210 ▶ チームのメンバーを公平に扱う

　「次はこういう患者を受け持ちたい」などと希望ばかり言ってくるスタッフがいる一方，ほんとうは希望があるのに言えず，「なかなかやらせてもらえない」と落ち込んでいるスタッフがいた。私は前者の要求に対しては，「もっと着実に看護ができるようになってから次に進んでほしいのに」とうるさく思っており，後者のほうが着実に成長しているように感じ好ましく思っていた。しかし個人的な好みに捉われず，主任として，私はチームメンバーを公平に扱う必要があり，個人の能力や全体のバランスを考えて受け持ち患者を割り当てていきたいと考えた。希望を積極的に言ってくるスタッフに対しては，希望は聞いたうえで，一歩一歩ステップを踏む必要性について話すようにしている。希望を言えないスタッフとは面談を行ない，考えや意見を引き出すように関わっている。

レベル 3
310 ▶ チームメンバーのやる気と生産性を高めるよう働きかける

　脳卒中救急が本格稼働し，これまでどおり2階病棟だけで対応するのは困難になっていた。そこで脳出血は2階の脳外科で，脳梗塞

は私が所属する3階病棟の神経内科で対応することになった。今までも脳梗塞の患者は受け入れてきたが，救急となると，看護師のプレッシャーや負担感が高まることが予想された。そこでスタッフには「私たちならできると病院からみなされて，この大役を任されたこと」を話し，モチベーションを高めようと考えた。また，今まで行なっていた業務を見直して改善できるところは急ピッチで進め，救急を新たに受け入れるだけの余裕をもてるようにした。また，脳梗塞急性期・回復期の標準看護計画作成をスタッフみんなで協力して進めることで，スタッフの心の準備ができるようにした。

第2章
コンピテンシー・モデル

クラスター
《マネジメント能力》

💡 **310**：チームメンバーのモチベーションが高まるように働きかけている

レベル4

410a ▶ チームの利益を守るために役割を果たす

脳卒中救急が本格稼働し，これまでどおり2階病棟だけで対応するのは困難になっていた。そこで脳出血は2階の脳外科で，脳梗塞は私が所属する3階病棟の神経内科で対応することになった。今までも脳梗塞の患者は受け入れてきたが，救急となると，ナースステーションから近い観察に適した病室の確保や，輸液ポンプをはじめとした機器類の増設など，ハード面もしっかり整えなければ，看護師の負担が増える可能性があると考えた。そこでどのような設備を整えることが必要か，スタッフの意見も聞きながら一覧表にまとめ，看護師長に提出した。その結果，徐々にではあるが必要な環境が整えられていき，効率的な動線で急患対応ができるようになっていった。

💡 **410a**：チームの力を最大限に発揮するために必要なものは何かを判断し，それを確保している

410b ▶ リーダーとしてポリシーを表明し，メンバーがそれに賛同するように導く

脳卒中救急が本格稼働し，これまでどおり2階病棟だけで対応するのは困難になっていた。そこで脳出血は2階の脳外科で，脳梗塞は私が担当する3階病棟の神経内科で対応することになった。看護師長からもスタッフに説明はされたが，私も主任としてその方針を支持し，2階と協力体制を取りながら対応していきたいということをスタッフに伝えた。スタッフからはさまざまな不安の声も聞かれたが，これまで対応してきた2階病棟からマニュアルを譲り受けたり，脳卒中に関する勉強会を開催したりするつもりであることを伝え，神経内科を担当する看護師としてスキルアップできる機会であることを話し，不安よりも期待感を引き出すように心がけた。その

💡 **410b**：リーダーとしてチームメンバーを引きつけるような目標を提示し，メンバーがそれに賛同したかどうか見届けている

第2章
コンピテンシー・モデル

クラスター
《マネジメント能力》

結果，成長したいと願う意欲的な若いスタッフがまず賛同してくれ，それにつられてほかのスタッフからも，徐々に「やってみたいと思います」と積極的な発言が聞かれるようになった。

レベル5

510 ▶ 人を動かす強力なビジョンを伝え，チームの力を引き出す

　脳卒中救急が本格稼働し，これまでどおり2階病棟だけで対応するのは困難になっていた。私が担当する3階病棟は神経内科のベッドをもっていたが，診療科部長が代わってから神経内科全体の入院患者数が少なくなり，半分程度の利用率にとどまっていた。

　冬季に向けて脳卒中の患者が増えることが予想された。今まで脳卒中の急患はすべて2階病棟で受け入れることが慣例となっていたが，それを方針転換し，脳出血は脳外科で2階，脳梗塞は神経内科で3階というすみ分けをする決断をした。まず3階病棟の主任を集めたミーティングでその方針を伝えた。また当初医師からも不安の声が聞かれ，神経内科の患者も2階に移すように言われたが，3階病棟にも神経内科のベッドがあること，脳梗塞の患者は今後3階を第一選択として受け入れることを回診の場で宣言した。

　看護師を集めたミーティングでも，主任に話したときと同様，病院全体で脳卒中患者数が増えており，病院の機能としてこの傾向は続くことから，3階病棟の役割として脳梗塞は受け入れていく方針にしたことを伝えた。またビジョンとして，当病棟の看護師を脳梗塞の患者ケアのスペシャリストに育てていきたいということも伝えたところ，看護師たちより「大変そうだけど，がんばります」と積極的な声が上がった。その後，脳梗塞救急患者の受け入れを開始し，予想以上に担送患者が増え多忙になっているが，私の示したビジョンは主任に浸透しており，スタッフも大変さは感じつつもやりがいをもった様子でキビキビ仕事をしている。

💡 **510**：情熱をもってめざすべき方向性を示し，チームのまとまりや積極性などを引き出す

クラスター《認知力》

このクラスターは，混沌とした状況や重大な問題を理解するときに，表面的な情報や他人の見方や解釈をそのまま受け入れるのではなく，それらも情報の1つとし，自分自身の考察を加え，もっと深い理解に到達するための能力である。

1）コンピテンシー〈分析的思考〉

このコンピテンシーは，問題または状況に含まれる各部分をシステマティックに組織化する，異なった側面や事象を体系的に比較する，論理的に優先順位を設定する，時間の流れ，原因と結果，「もし～だったら，次は～が起こる」という関係を解明する，などの行動が含まれる。

> 【定義】ある状況をさらに細かい部分に分解して理解する。あるいは，状況に含まれる意味を段階的に原因を追究する形で追跡することを指す[17]。
>
> 【各レベルについて】
>
> **レベル0**
> （該当なし）
>
> **レベル1**
> 他人は気づいていない一元的な問題に自ら気づくことができる。他人が問題提起したことではなく，率先して見つけ出せたことを評価する。問題は単純な内容で十分である。
>
> **レベル2**
> 簡単な問題の原因と結果を自分で筋道立てて理解できる。何があったから，このような問題が発生し，その結果どのような状況になっているのかを説明できる程度の理解が求められる。
>
> **レベル3**
> 問題に影響する複合的な要素を含め，問題の全容が理解できる。誰の目にも明白な因果関係ではなく，その問題には何が関係しているか，どのような影響が表われているのかなど，自分自身の分析で立体的な問題の全体像が描けていることが求められる。
>
> **レベル4**
> 前もって障害を予測し，その障害も見越したうえでの問題解決

第 2 章
コンピテンシー・モデル

クラスター
《認知力》

行動を決定できる。問題の全容を把握したうえで，解決にあたってどんなことが起きるかをあらかじめ予測でき，それを踏まえた対策を考えられていることが求められる。

> **レベル 5**
> 複合的要素や複雑な構造をもつ問題や状況について，自ら解き明かし実現可能な解決策の選択肢を複数考えられる。対象とする範囲が広く，組織横断的な行動が必要となることが多い。

事例

レベル 1

111 ▶一元的な問題に気づく

退院患者の看護要約の内容が不十分だったため，再度作成し直す事例が毎月数例発生していた。すべての看護要約は，各チームの主任が内容を確認することになっていたが，不備があった看護要約はこの点検がもれていたことがわかった。この状態が改善されないのは，主任がもれなく点検できているかどうかを確認していない現状に問題があると認識した。

💡 **111**：他者が指摘したことのない身の回りにある単純な問題点を自発的に見出している

レベル 2

211 ▶原因と結果の簡単な関係を理解する

退院患者の看護要約の作成し直しが毎月発生しており，主任の点検が行なわれているかの確認ができていないという問題に気づいた。なぜ確認できていないかについて考えてみると，各看護師が看護要約を書いたことを主任に伝える方法がさまざまであり，その伝達がもれても気がつきにくいという実態があった。また，依頼されてもすぐにできない場合や，修正後の再点検の状況把握を記憶だけに頼っているので，この点でももれに気づきにくいことがわかった。そこで，看護要約の作成し直しをなくしていくために，主任の点検状況がもれなく確認でき，それが主任，スタッフ双方で共有できる表を活用することにした。

💡 **211**：問題の発生に至った事柄や状況がなんであるか，その結果，どのような現象として表われているのか説明できる

> レベル3

311 ▶ 問題や状況の複雑な関係を理解する

　退院患者の看護要約の作成し直しが毎月発生しており，主任の点検が行われているかの確認ができていないという問題に気づいた。これは，点検の進捗状況が一元的に管理されていないことが原因であるため，進捗表の活用を始めた。この対策で，不備なままの看護要約を提出することは防げるが，根本的に不備な看護要約を作成している現状がある限り，今後も今以上の改善は見込めない。修正が必要な看護要約は，数人の決まった看護師が記載しているものばかりだった。必要な情報が記載されていなかったり，病状の経過だけに偏った内容であったりすることから，追加記載をしているものがほとんどである。

　主任が各看護師の看護要約を点検するのは，本来不備を見つけるためではなく，必要な内容が適切に記載されていることを看護実践の直接の責任者として確認するためである。結果的に，その過程で記載内容に不備があれば修正を指導しているのだが，追加記載が減少しないという現状から，修正が必要な看護要約を記載している看護師たちには，最終確認は主任がしてくれるという依存的な姿勢が感じられる。また，自分の担当している患者に関して，十分な情報をもち，主体的に看護展開をしていないため，治療の経過ばかりを記載していることも考えられる。これらのことから，看護要約を修正するだけでなく，これらの看護師には，あらためて看護実践そのものを指導していく必要性があると考える。

> レベル4

411 ▶ 問題解決の障害を予測し，前もって解決策を考えておく

　輸血を実施したときの電子カルテの記録に不備がある例が，毎月発生していることを輸血部との話し合いで知った。院内全体で，輸血の使用量は多く，特に血液科で移植後の患者は，血液型が変わることがあるため，使用の手順や確認が通常より煩雑であることなどから，結果的に記録の不備につながっていることが予想された。

　そこで，その確認とより正確な実態把握のために，1例1例記録の不備の詳細をチェックし，毎月の集計を行なった。この問題解決のためには，実際に記録をしている看護師，医師に不備をなくすよう働きかけることが必要であった。そのため，まず全体に注意喚起の文書を配布した。しかし，多数の輸血を繁忙な状況で使っている

第2章
コンピテンシー・モデル

クラスター
《認知力》

💡 **311**：問題や状況に含まれる数多くの原因を理解している

💡 **411**：問題解決するために，予測される障害に対しても，前もって解決策を考えておく。
　明らかになった問題について，何らかの働きかけをすることで，どんなことが起きるか，そのなかで障害となることは何かを具体的にシミュレーションできている。さらに，その対応についても妥当な解決策を決めている

第2章
コンピテンシー・モデル

クラスター
《認知力》

現状から，全体に周知するだけでは，注目を引くことはできず，聞き流されてしまい，解決は困難であることが予想された。

そこで，輸血の記録不備に関して，実際にその記録を担当した当事者それぞれに直接指導できる方法が必要だと考えた。あらかじめ部署別に当事者のリストをつくり，具体的に，日時，患者名，使用した輸血の種類を記載し，不備があったのはどの輸血場面だったかがわかるようにした。それを，各部署の管理者に配布し，個別指導をしてもらうよう伝えた。管理者は，記録の不備が特定の人に偏っていることをリストとしてもっているため，この問題に無関心だった当事者たちに，根拠を示して明確に注意することができた。

レベル5

511 ▶ 多岐にわたる複雑な問題や状況を系統的に分解し，いくつかの解決策を見出す

病棟での指揮命令系統が円滑に機能せず，インフォーマルな力関係が大きな影響力をもつ状況になっていた。看護師長や主任が指示した内容が，公的な会議で反対意見は出ないが，実際には実行されず，院内全体の方針や取り決めが反古にされる事態が起きていた。そのため，他職種との連携でも，本来リーダーシップをとる主任ではなく，部署での影響力をもつ看護師が独断で話し合いやルールの検討などを行ない，情報の混乱や誤解なども招いていた。なぜこのような事態に至ったのか，過去の経緯などを含めて考察した。

その結果，管理者側の管理方法がその病棟の集団としての特徴に適合していないという組織管理の問題と，過去の危機状況に対する不十分な対応への不満から，信頼関係を築きにくい組織風土になっていることが影響していることがわかった。この時期の病棟は，組織としては未成熟で支持的，保護的な関わりを多く必要としていたと考えられるが，むしろ，管理者がスタッフに判断を委ねることが多く，各スタッフが自分で何とかしなければという焦りから不安定な状態になっていた。また，危機状況に対する管理者の認識が甘く，解決に向けた方針などの情報発信が少なかったため，不十分な対応に対してスタッフに不信感も生まれていた。

そこで，看護師長として，看護師たちとコミュニケーションを十分にとり考えや要望を理解すること，報告，連絡，相談などの情報交換を双方向で活発に行なうこと，他職種との連携方法をあらためて共通認識することなどの対応を実践した。

💡 511：他者には難解な内容について，自らその構造を解明し，他者にも理解可能な内容として説明できている

💡 511：妥当な解決策を導き出せている

2）コンピテンシー〈概念化思考〉

　このコンピテンシーは，具体的な個々の出来事をまとめて全体の状況や問題を把握する能力である。一見関係なさそうな出来事と出来事の関連性を見出したり，一定のパターンや根本的な課題を見出したりすることである。

> 【定義】各部分をまとめて状況や問題を理解し，大きな絵を描き出す能力を指す[18]。
>
> 【各レベルについて】
>
> レベル0
> （該当なし）
>
> レベル1
> 常識や通常のやり方，考え方がどんなものであるかを意識しており，それと同様のパターンや構造が実際の出来事のなかにあることを理解できる。
>
> レベル2
> レベル1が共通性を見出せる段階としたら，ここでは過去の経験との違いや差について気付き，その差がどんな内容かを説明できる。
>
> レベル3
> 実際の出来事と対比させるのに，経験的な知識だけではなく，学習した複雑な概念を用いることができる。
>
> レベル4
> 実際の出来事や状況の全容を捉え，そのなかに課題を見出すことができる。
>
> レベル5
> 複雑な状況や問題が曖昧な出来事について，端的な言葉で説明ができ，それに対する自分自身の見方を表明できる。

事例

レベル1
112 ▶常識，過去の経験を活かして状況を把握する

　電子カルテ導入後，看護記録の一部が適切に入力されない状況が

第2章
コンピテンシー・モデル

クラスター
《認知力》

💡 112：過去の経験を活かして，現状の問題点を解釈している

発生した。従来，紙カルテでは看護計画に記載していた看護指示が，電子カルテでは，看護計画のなかに入力されなくなった。以前から看護計画は，全患者に立案しており，電子カルテに変わっても，看護計画の形式自体はほとんど同じである。それにもかかわらず，看護指示が電子カルテ上のメモ機能に入力されるようになった。

以前，オーダリングシステムだけを電子カルテに先駆けて導入した際にも，オーダーの種類や内容は，紙カルテとほぼ同じであったが，各オーダーがやはりメモ機能に入力される現象が起きた。そのときは，操作に不慣れで入力方法を習得していないために，最も簡単に入力できる機能だけを使ってしまうことが原因だった。そして，操作方法を理解していくにつれて，この問題は解決した。その経験から，今回の看護計画に関する問題も，以前と同様に，まだ操作を習得していないことで，使い方が最も簡単なメモ機能にとりあえず入力してしまっているという状況であると解釈した。

レベル2
212 ▶ 現状と過去の経験の間に重大な差を発見する

手術当日の患者の病床について，医師と看護師で意見が異なり，予定が二転三転したことがあった。その後，医師と今後の対策について主任として話し合おうとすると，医師はすでにスタッフの7年目看護師の吉田さんと話し，対策は決めたと言った。吉田さんになぜ，報告しなかったのかを聞いたところ，「そこまで主任にやってもらうのは悪いと思って」「前の部署ではこの程度のことは自分たちでやっていたので」という返事だった。

通常の指示確認や，患者に関する情報交換は，すべての看護師が状況に応じて各医師とそのときどきで行なっているが，今後の対策となるとルールとして統一することになり，このような次元の話は，責任者が行なっているのが一般的なやり方だ。実際，これまでローテーションで来た看護師とは，このような認識のズレがなく，あらためて役割の範囲を指導したことはなかった。それでもスムーズに役割分担ができていた。しかし，吉田さんの以前の部署ではもっと裁量を委譲されていたのかもしれない。いずれにしろ，現部署での役割分担と違っていたために行なった行動だったと考えられる。

💡 212：現状と，過去に経験したローテーション者との違いを見つけ，ローテーション前の職場環境，経験の違いによる影響を理解している

> レベル3

312 ▶ 学習した複雑な概念を適用し，調整する

　病棟での看護実践能力が以前より低下している印象をもった。情報収集が不足し，後になって重要な問題が判明したり，介入のタイミングが遅れたりすることなどが発生した。この病棟では，例年に比べ経験年数の少ない看護師の割合が増え，各チームのリーダーが指導的役割を強化する必要性があると考えた。さらに，効果的なリーダーシップを発揮するために，以前学習したSL理論を活用した。分析によると組織の状況は，仕事に対するレディネスが低い段階であり，教示的（S1）リーダーシップスタイルが有効であるということを理解した。そこで，チームリーダーを対象にSL理論を参考にしたリーダーシップの勉強会を開催することにした。

> 第2章
> コンピテンシー・モデル
>
> クラスター
> 《認知力》
>
> 💡 **312**：学習した理論を活用し，現状を解釈している

> レベル4

412 ▶ 複雑な状況に重要な課題を見つける

　インシデントレポートの内容を読んでいるときに，気になる状況があった。

　ある事例は，注射指示に関して，申し送りで聞いた内容と電子カルテのオーダーとの違いに気づきながら，申し送りで聞いた内容を優先し，結果的に誤った量を投与してしまったという。本人になぜオーダーどおりに実施しなかったのかと確認すると，申し送りで聞いたことと違うので，実施オーダーの入力修正が間に合わなかったのだろうと解釈したと言っていた。

　また別の事例では，開始する予定だった内服薬が処方されて病棟に届いたが，医師が看護師に伝達をし忘れてしまい，指示が出ていなかった。そのため，薬は来たが，まだ開始ではないだろうと判断し，そのままにしたということだった。

　これらの事例は，それぞれ，別の病棟で発生しており，状況も異なっている。しかし，各看護師は，情報の矛盾に気づいているがどちらも，その矛盾を確認しようとしていないという点が共通していると感じた。これは，ヒューマンエラーの特徴に当てはまることではあるが，だからこそ，ルールを決め，矛盾があるときは，確認をすることになっている。しかし，残念ながらどちらもルールを遵守した行動ではなかった。

　なぜ，このような状態なのかについて考えてみた。これらの事例においては，状況の矛盾に気づいているが，そのことに注意を払っ

第2章
コンピテンシー・モデル

クラスター
《認知力》

💡 **412**：2つの状況における共通の課題を見い出している

ている様子がない。決してめずらしいことではなく，常態化しているようにも見える。これは，看護師の患者の治療に対する関心が希薄であるといえるのではないか。つまり，注射や内服という行為の対象である患者についてより，その業務を行なう自分たちの行動だけにとらわれているため，なぜそれをするかではなく，何をしておけばよいのかという見方になってしまっているのだと考察した。そのため，申し送り内容と入力指示の違いや，指示のない内服薬の受領という矛盾についても，安易に確実性のない判断をしているのだと解釈した。

> レベル5

512 ▶ 他の人にはあいまいに見える問題や状況について，新しい見方を示す

　看護師の離職率を低減させるために，さまざまな検討をしている。いくつかの取り組みを実行し，毎年，徐々に改善しているが，自分たちが期待しているほどの成果にはまだ達していない。働きやすい職場環境を整えるため，業務内容の見直しをしたり，看護補助者との業務分担を実施したりしている。そのなかで，仕事の実務内容を調整する視点だけでなく，看護師個人への働きかけとして職務満足や職務継続意思をもつために，看護師長の承認行為に関する文献の内容が活用できると考えた。その文献によると，承認行為には，受け取る側の看護師によって，どんな行為が承認されたと感じるかに違いがあるというものだった。

　例えば，情緒的な労いの声かけや，仕事の成果を認める発言など，承認行為にもいくつかの種類があり，そのなかのどんな行為を承認と感じるかは，教育背景により違いがあったという内容である。各看護師がどんな承認行為を受けることで，承認されているという実感がもてるのかを，自分たちの職場で話し合ってみたいと思った。そして，承認されることで組織への愛着がわき，今後も「働き続けたい」という意欲をもてるかという視点で離職率の低減を考えることは，新たな検討の糸口にできると思った。そのため，勉強会のなかでテーマとして取り上げ，議論した。この視点による検討はこれまで実施しておらず，従来の検討内容を発展させることができた。

💡 **512**：混沌とした問題に対し，独自の視点を提供している

クラスター《個人の効果性》

　個人の効果性に関わるコンピテンシーは，目的があって，それに向かって特にそうしようとするというよりは，その人だけがもっている優れた能力や性質を指す。これらのコンピテンシーは，ある個人と他の人たちとの比較，あるいは担っている仕事との比較における成熟度の一部の側面を反映している。また個人が，直近の環境からのプレッシャーや困難に立ち向かうときに，これらのコンピテンシーは個人の業績の出来，不出来をコントロールする[19]。

1）コンピテンシー〈セルフコントロール〉

　このコンピテンシーは，衝動的行動をしない，ストレスに満ちた状況でも冷静さを保つ，ストレス下でも建設的に問題に対応するなどがある。

【定義】他の人たちからの反対や敵意に出会ったとき，あるいは強いストレスのもとで働くときに，自分の感情をコントロールし，破壊的な行動に走る誘惑に打ち勝つ能力を指す[20]。

【各レベルについて】

レベル0
他の人たちからの反対やストレスがある場面で，衝動的な行動をしないことが求められる。

レベル1
他の人たちからの反対や敵意にあった場面で，怒りの感情などを爆発させずに抑え，感情をコントロールすることが求められる。

レベル2
他の人たちからの反対や敵意にあったとき，強いストレスを感じる場面で，目標達成のために自分自身の感情をコントロールし，冷静に議論やその他のプロセスを続けることが求められる。

レベル3
ストレスに苛まれたとしても，ストレスに対して適切なはけ口を見出し，自分自身が燃え尽きないように効果的にコントロールし，行動することが求められる。

レベル4
強度なストレスがある場面でも，状況改善のために，自分自身

第2章
コンピテンシー・モデル

クラスター
《個人の効果性》

のストレスをコントロールし，建設的に問題に対応することができるように考えることが求められる。

> **レベル 5**
> 強度なストレスがある場面でも，状況改善のために，自分の感情をコントロールするだけでなく，そこにいる他の人たちの冷静さを取り戻すように行動することが求められる。

事例

> **レベル 0**

013 ▶ 衝動的行動をしない

　その日は，チームの看護師1名が体調不調で休むことになった。外科の手術日で手術を受ける患者が複数名おり，入院の患者も多かったため朝から多忙であった。そんななか，急患の受入れ要請があった。「これ以上は，無理です」と断りたい衝動に駆られたが，患者の状態を聞き受け入れることを決めた。

💡 013：感情的になりそうなことを何とか抑えられている

> **レベル 1**

113 ▶ 感情をコントロールする

　注射と処方の指示を出すときには，指示票を医師が看護師に直接手渡すルールになっているが，看護師たちが何度注意しても町田医師は患者ファイルに何も言わずに入れ続けていた。ある日，また変更した注射指示が患者ファイルに入っていることを発見した。私はまたかと腹が立ったが，仕事中に感情的に行動しては周りに悪影響を及ぼしてしまうと考え，腹立たしい感情はその場では抑えた。

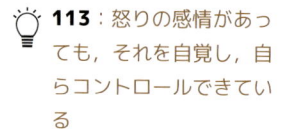

💡 113：怒りの感情があっても，それを自覚し，自らコントロールできている

> **レベル 2**

213 ▶ 強度の感情をコントロールし，冷静に議論やその他のプロセスを続ける

　注射と処方の指示を出すときには，指示票を医師が看護師に手渡すルールになっているが，看護師たちが何度注意しても町田医師は患者ファイルに何も言わずに入れ続けていた。ある日，またファイルに何も言わずに入れてある指示を発見した。私はまたかと腹が立ったが，仕事中に感情的に行動してはよくないと考え，腹立たし

い感情はその場では抑えた。そして，冷静な口調を保って町田医師に「手渡しをお願いしているのは，指示変更に気づかず，実施できないことがあるからです。必ず，手渡してください。」と伝えた。すると「看護師がその場にいないから手渡せないんだよ。いつだっていないじゃないか。」と逆に，怒った口調で反論してきた。

　そんなことはないはずだが，ここで否定しても口論になるだけで建設的な話し合いはできないと考え，その言葉にはあえて意見を返さず，「患者さんに迷惑がかかり，不利益が生じる可能性があるので，手渡しでお願いします。ここにいない場合には電話で呼んでください。戻りますから。」と落ち着いた調子を心がけて伝えた。すると「不在時は呼び出していいなら，今度から手渡すようにするよ。」と穏やかに返事をしてくれた。

第2章
コンピテンシー・モデル

クラスター
《個人の効果性》

💡 **213**：強い感情が湧いても，自分でコントロールし，落ち着いてその場で対応を継続することができている

> レベル3

313 ▶ 効果的にストレスをマネジメントする

　私のチームには，自分より経験年数の長いスタッフの山田さんがいる。私に対する山田さんの態度が高圧的だと感じ，ストレスを感じていた。最初は，我慢するしかないと考えていたが，経験年数の浅い看護師たちから，山田さんの威圧的態度や，不機嫌な様子に萎縮してしまい，山田さんと一緒に勤務することがストレスだと相談を受けた。私が行動しなければならないと感じたが，まずは自分が感じるストレスにうまく対処する必要があると思った。私は普段から誰かに自分の思いを聞いてもらうことで，スムーズに気持ちの切り替えができることが多かったので，今の思いを同僚の主任や看護師長に話した。彼女たちが，理解を示しながら私の気持ちを受け止めてくれたことで，私自身の気持ちが楽になり考えを整理することができた。

💡 **313**：自分がストレス状態にあることを自覚し，効果的なコーピング（他者に話す）を選択し実行している

> レベル4

413 ▶ 強度のストレスをコントロールし，問題の原因に対して前向きに対応するためのアクションを起こす

　患者から8年目看護師の青木さんの対応が雑だ，受け持ってほしくないという申し出があった。患者には，その場で不快な思いをさせたことを謝罪し，主任が指導することを伝えた。しかし，患者は納得せず，看護師長と話したいと訴え，結局看護師長である私が直接話し合いをもち，患者はようやく謝罪を受け入れてくれた。私

第2章
コンピテンシー・モデル

クラスター
《個人の効果性》

💡 **413**：効果的なコーピングでストレスをコントロールしたうえで，自ら解決するために問題の原因から逃げるのではなく対峙している

は，自分の管理が行き届かなかったことや，なかなか納得してもらえなかったことにショックを受けた。これまでにも青木さんには，何か問題があればその場で注意することを心がけてきたし，決して放置してきたつもりはなかった。それにもかかわらず，結局は患者を怒らせてしまったし，直接監督者の主任も落ち込ませてしまい，私は管理者として失格だと思った。今回の一件で，私は無力感を強く感じた。

　しかし，このまま落ち込んでいても，自分が苦しいだけで現実は何も変わらない，また同じことが繰り返されてもっと落ち込むだけだとも思った。冷静にこの出来事を考えることで，自分のするべきことも判断できるようになると考えた。そのためには，もう一度，今回の出来事を含めた青木さんの仕事ぶりそのものが，なぜ今のような状態になっているかを，客観的に捉えなおす必要があると考えた。そこで，青木さんと直接話し合い，なぜこのような状態になっているか一緒に考えようと伝え，時間を設けた。

レベル 5

513 ▶ 自らの感情をコントロールするだけでなく，他の人たちの冷静さを取り戻す

　患者から8年目看護師の青木さんの対応が雑だ，受け持ってほしくないという申し出があった。主任も謝罪したが，それだけでは納得してもらえず，看護師長の私がその患者と話し合い，患者はようやく了承してくれた。この問題を解決するために，私は青木さんと直接話し合い，なぜこのような状態になっているか一緒に考えようと伝え，時間を設けた。患者からの申し入れ内容をあらためて伝えたが，最初青木さんは，イライラした様子で「そんなことはしていません。」「なぜ私ばかり注意されるんですか。」と攻撃的な口調で答えるばかりだった。私は，その反応にどうしてすぐけんか腰になるんだろう，私だってそんな言われ方をしたら穏やかに話しにくいと感じた。しかし，問題の核心に触れないうちに話し合いを終わらせることはできないと思い，今のようなやりとりをしたくて話し合いをもとうとしたのではないと伝えた。すると，今度は無関心を装い，「患者さんがそう言うなら，そうだったんだと思います。」，「受け持たないでと言うならそうしますけど。」などと投げやりな発言を繰り返した。青木さんのその態度に，今度は私のほうが腹立たしくなり，問題を一緒に解決しようと思っているのに当事者であるあ

なたがその態度なの？　自分の問題だということをわかっているの？と言いたくなった。

　しかし，そのことを考えた時点で，私は管理者である自分にも責任があると言いながら，結局は青木さんが悪いと思っているんだ，私のほうこそ他人事であり，自分の問題だと考えていなかったと気づいた。そこで，今回のことは，正直に言うと，私にもショックで，自分が責任者として駄目だったと思い知らされた気持ちになったのだと，穏やかに話した。すると，青木さんは少し驚いたような表情で私を見返した後，静かな口調で「師長のせいではないです。私がいい加減な仕事の仕方をしていたんです。」，「誰も私に期待していないし，日々の業務をこなしているだけで，全く意欲がもてないんです。」と，日頃抱えていた仕事のうえでの悩みを話してくれた。その発言から，青木さんは承認欲求が満たされず，仕事に対しての意欲がなくなり，投げやりになっていることがわかった。そのため，あらためてじっくり話し合える時間をとり，できているところは十分に認め，改善してほしい点を伝えたうえで，今後の目標について話し合った。その結果，「師長がちゃんと私のことを見ていてくれたことがわかってうれしい。これからがんばります。」と言ってくれた。

第2章
コンピテンシー・モデル

クラスター
《個人の効果性》

513：自らの激しい感情を自覚し，自らコントロールしたうえで，冷静さを欠いた相手も落ち着きを取り戻せるよう対応する

2）コンピテンシー〈自己確信〉

このコンピテンシーは，卓越したパフォーマーの多くに含まれる不可欠，かつ重要な能力である。管理者として，確信をもったうえでの困難な状況や問題への挑戦，危機に立ち向かう行動，また，失敗をしたときに，是正に向けて起こす行動や責任をとる行動が含まれる。

> 【定義】タスクを達成する自分自身の能力に対するその個人の信念，確信を指す。次第に挑戦を高める状況に対応し，意思決定や意見の形成を行ない，失敗に対して建設的に対応する確信を示す行動が含まれる[21]。
>
> 【各レベルについて】
>
> **レベル0**
> 通常の仕事を行なうなかで自分自身の能力を適正に評価できることが求められる。
>
> **レベル1**
> 日常業務を行なうなかで，自分で意思決定をすることが求められる。また，意思決定を実行するなかでチームに起きた出来事について，判断が違っていた場合には自分の責任を認め，行動することが求められる。
>
> **レベル2**
> たとえ他の人たちの反対にあっても，自分で意思決定したことを実行することが求められる。
>
> **レベル3**
> 自分の能力に対して一定の自信をもつ。また，自分で意思決定して実行したことの失敗の原因を理解し，解決策を見出すこと，つまり失敗から学ぶことが求められる。
>
> **レベル4**
> 自分の判断・発言に自信をもって主張することが求められる。
>
> **レベル5**
> 意見が上司と対立していたとしても，相手に対して自分の意見や立場をはっきりと自信あふれる態度で表明することが求められる。

事例

> レベル 0

014 ▶ 自分自身を評価する

　私は，いつもチームのメンバーに「1つひとつの看護技術を実践する際に，患者のニーズを理解して行動することが大切である。」と言い続けていた。それは，看護計画を立てるときや，患者の精神的な面を支援するときにだけ，改めて患者のニーズを考えるのではなく，日々実施している輸液管理や清潔ケア，検査や手術のオリエンテーション，フィジカルアセスメントなどにおいても，患者が何を望んでいるのかを考えて行動してほしいと思っているからだ。

　ある日，3年目看護師の山口さんが，長期入院中で要望が多い患者から「あなたに受け持ってもらう日は点滴の時間も気にせず安心して過ごせる。」と言われたとうれしそうに報告してきた。そして，「先輩がいつも言っている通り，この患者さんにとっての点滴中のニーズって何だろうって考えたんです。そうしたら，きちんと時間どおりに点滴の管理をすることだって思って，そこを大事に対応していたら，そのことを患者さんにわかってもらえ……。先輩の言っている意味がわかりました。」と話してくれた。私の看護の方針が評価されたと感じ，今後もこの姿勢を大事にしようと思った。

💡 **014**：自己肯定できている

💡 **014**：自分自身の方針に対する，他者の評価を素直に受け止めている

> レベル 1

114a ▶ 自分自身で意思決定する

　長期入院中で要望が多い患者を受け持っていることにより，スタッフのストレスが溜ってきていると判断した看護師長から，スタッフの負担を考慮して患者の担当チームを変更してはどうかと提案された。そのとき私は，受け持ち看護師はじめ，そのチームの看護師たちと患者との間に信頼関係ができ上がりつつある状態であると認識しており，むしろ，この時期はチーム変更をしないほうがよいと判断していた。そこで，看護師長にその理由を伝え，このまま受け持ちを続けることが患者にとっては望ましく，このチームの看護師にとってもやりがいにつながると考えているので，チームは変更しないほうがよいと自分の判断を伝えた。

💡 **114a**：物事に対する判断を，自分自身で決めている

第2章
コンピテンシー・モデル

クラスター
《個人の効果性》

第2章 コンピテンシー・モデル

クラスター
《個人の効果性》

💡 **114b**：自分の誤りを率直に認めそれを表明する

114b ▶自分の責任を認める

　申し送りの時間を短縮し，少しでも早くベッドサイドに行けるようになることを目標に病棟全体で取り組むことになった。取り組み開始後，中間評価の際に，他チームに比べ，自分のチームは時間短縮が進んでいないことがわかった。理由を考えてみると，若いスタッフが多いチームであるにもかかわらず，申し送る内容などに詳細で具体的な指示を出さず，各自に任せていたことが原因であるとわかった。そこで，「私たちのチームが申し送りの時間を短縮できなかったのは，具体的に行動する内容を指示しなかった主任としての私の責任が大きかったと思う。」とチームミーティングで伝えた。年度後半に向けて具体的な指示を出し，あらためてこの問題に取り組んだ。

レベル2

214 ▶自分で意思決定し，実行する

　成長がゆっくりである2年目看護師の鈴木さんに，人工呼吸器装着中の患者を担当させようと考えていることを伝えたところ，まだ早いとチームの看護師数名に反対された。確かにいくつか課題が重なるとまだ慌てることがあり，サポートが必要な状態だが，自分でも人工呼吸器装着中の患者を看られるようになりたいと勉強して着実に知識を身につけている。少しチャレンジングな目標かもしれないが，挑戦させることが成長を促すことにもなると考え，担当させることを決定した。安全が確保できるサポート体制をつくって担当させた結果，鈴木さんも根拠のあるケアを実践でき，自信をもって看護できるようになった。また，サポートをした先輩たちもスタッフ指導の在り方を改めて学び，成長につながったことがわかった。

💡 **214**：自分自身で決定したことを，考えだけにとどめず，行動に移している

レベル3

314a ▶自分の失敗原因を理解し，解決策を見出す

　自己の看護を振り返ってレポートをまとめるという課題を出す時期を，就職2年目の前半から，後半に変更することで，もっとしっかりと課題に向き合えるようになると考えられ，教育プログラムが改められた。プログラムが改められたことで，課題について2年目看護師に関わる時期も遅らせた。しかし，例年に比べて2年目看護師の成長がゆっくりになってしまったことに気づき，その理由を考えてみた。その結果，1年目から2年目になる不安定になりがちな

💡 **314a**：うまくいかなかった物事に対して，何が原因かを理解し，自ら解決策を探し出している

時期に適切な関わりをしていないことに思い当たった。そして，それは自分が教育プログラムのサポートと看護師2年目への発達段階に必要な支援とを混同していたためだと理解した。そこで，あらためて2年目を迎えるスタッフとの個別面談を設けて，各自にあったサポートに取り組むことにした。

314b ▶ 自分の能力，判断に自信をもっている

年度初めのチーム編成が変わる時期に，入院が長期化していて要望の多い重症患者を誰に受け持たせるか悩んでいた。私は，4年目となる山口さんが粘り強く患者・家族に関わり，患者のニーズを捉えることができるようになっていると評価していた。また，この時期に要望の多い重症患者を受け持つことで，より成長できると判断して山口さんを受け持ちにすることを決めた。コミュニケーションの取りづらい難しい患者ではあったが，山口さんは根気強く患者のニーズを捉えようと関わり，患者と家族からも信頼を得られるようになった。

また，患者のニーズをチームメンバーに伝えることで継続した看護ができることを実感でき，山口さんは自分の看護に自信をもてるようになった。その結果，次年度看護実践能力を高める教育プログラムに挑戦してみたいと自分から言ってくるように変化した。対応が難しい患者の担当ができると考えた私の判断は適切だった。また，その経験を経て，山口さんが成長できたことは，私の山口さんの力量を見極めた評価も正しかったと思う。

> 314b：自分の実行したことに対して，必要以上に過小評価や，過大評価せずに，客観的によい点はよいと認め，自信がもてている

レベル4
414 ▶ 自分の判断，発言に自信をもって主張する

7年目看護師の沢田さんは，将来，急性・重症患者看護専門看護師になりたいという希望があり，ICUへのローテーションを希望している。昨年は，退職者が多く，病棟の運営を考え現部署に引き留めざるを得なかった。今年も同じような状況になりそうであったため，看護師長は昨年同様に引き留めるしかないと考えていたが，ローテーション希望の理由も理解できるので，希望通りローテーションをさせたいとも悩んでいた。また，沢田さんからは，病棟の状況を理解しているため，自分も何が何でも行きたいとは言えず悩んでいると相談された。沢田さんが今年1年間，留まってロールモデルとして活躍してくれたことで，若手の看護師たちが徐々にリー

第2章
コンピテンシー・モデル

クラスター
《個人の効果性》

第2章
コンピテンシー・モデル

クラスター
《個人の効果性》

💡 **414**：自分の判断は熟考したのちの結論なので，その意図を明確に説明でき，自信をもって主張できている

ダー役割をとれるようになってきている。

　沢田さんの今後の可能性を考えると，今年ローテーションすることが，適切な時期であるし，病棟としても若手看護師たちの今年の成長ぶりから運営していけると判断した。後は，主任である私ががんばって来年も継続する看護師のなかから次のリーダーとなる看護師を育て，沢田さんがローテーションできるようにするだけだと考え，「大丈夫です。今年なら，残ったメンバーでやっていけるし，私が次にリーダーとなる看護師を育てます。だから今年はローテーションさせてあげましょう。」と看護師長に言った。

レベル5

514 ▶ 上司などに対して自分の意見，立場をはっきり自信あふれる態度で表明する

　退院間近で日常生活は自立しているレベルの患者が，急に廊下で仰向けに倒れた。「息が苦しい，胸が痛い」と訴えるため心電図検査やCT検査を実施した。特に原因となるものは認められなかったので，この病棟で様子を見て何か変化があれば連絡するようにと循環器科医師が主治医に指示しているとの報告を主任より受けた。今は所見がないが，血栓による肺塞栓の可能性も否定できない状況であること，「ここの医師と看護師のことは信頼しているが，心臓や呼吸器の専門病棟ではないから不安だ。」と患者・家族が訴えているとの情報も得た。年齢や他施設で発生した同様の事例から考えても，できればすぐに循環器病棟に移動したほうが，より安全で素早い対応ができると考えた。

　そこで，「今，はっきりした所見はないかもしれないが，退院間近な状態での病状の変化であり，肺塞栓が否定できない以上は慎重な対応が必要です。症状が落ち着いておらず，症状を訴え続けている患者さんのことをもう一度考えてください。1日様子をみて大丈夫ならまたすぐに，受け入れますから，循環器科の病棟へ移動できるようにもう一度相談してください。」と，看護師長として，患者とスタッフを守るために毅然とした態度で主治医に申し入れ，早速転床させることができた。予測通り，その数時間後に症状が進行し，専門的治療が必要な状況になったが，循環器病棟で滞りなく対応がなされ，現在は回復して自宅で過ごしている。

💡 **514**：相手が自分より上位の立場であっても，その内容が言いにくいことでも，正しいと思うことを臆せず主張している

3）コンピテンシー〈柔軟性〉

　このコンピテンシーは，状況のニーズに応じて，自分がもつ技術やコンピテンシーを適切に適応させるために必要である。柔軟性を発揮する基盤として，他の人たちの考え方も含めて，状況を客観的に認識することが重要である。

> 【定義】さまざまな状況，個人，グループに適応し，効果的に仕事を進める能力を指す。また，ある課題に対するさまざまな，相反するものの見方を理解し，評価する能力，さらに自分の組織や職務要件の変化に応じて自らを適応させ，変えていく能力を含む[22]。
>
> 【各レベルについて】
>
> **レベル0**
> 自分自身や組織全体の大きな目標を達成するために仕事の変化があった場合などに，その変化を受け入れることができることが求められる。
>
> **レベル1**
> 自分の意見と異なる意見のなかにも妥当な部分を認識することが求められる。
>
> **レベル2**
> 相手の反応に応じて自らの行動を調整することが求められる。
>
> **レベル3**
> 状況に合わせて自らの行動や方法を変えることが求められる。
>
> **レベル4**
> 自分の意見に意固地にならずに，状況の変化に応じて目標達成に向けた戦略を修正できることが求められる。
>
> **レベル5**
> 組織の戦略変更など，状況に伴うニーズに合わせて組織変革を進めることが求められる。

第2章
コンピテンシー・モデル

クラスター
《個人の効果性》

事例

レベル0

015 ▶仕事の変化を受け入れる

　私の勤務している小児科病棟では，小児の入院数の月ごとの変動が大きく，他の成人の病棟に比べて空床が多くなりがちだった。その一方で成人病棟では，緊急入院が重なり入院までの待ち時間が長くなっていたり，予定入院のベッドが確保できずに退院が出るまで，入院ベッドが決定できなかったりするなどの問題もあった。そこで，上司の方針により，小児科病棟でも小児以外の患者を受け入れることでこれらの問題を解消する協力をしていくことになった。これまで，小児だけを対象にしていたので，看護師が新しく覚えなければならないことも多く，業務はこれまでより煩雑になることが予想された。しかし，この体制をとることで，入院を待つ患者の不便が解消されるし，私たちも成人の看護を実践できるよい機会になると考え直し，スムーズに受け入れができるための準備に取り組んだ。

💡 **015**：自分が望んだことでなくても，仕事のうえで受け入れる必要があることは，率先して理解を示している

レベル1

115 ▶他の人の意見に含まれる妥当な部分を認める

　勉強会やトレーニングは，参加できる人が多い平日に原則として実施するように指示していた。しかし，9年目看護師の森さんから休日の土曜日や日曜日のほうが，入院や手術，検査，化学療法などの煩雑な業務が少ないので，時間を取りやすいとの意見があった。確かに，休日のほうが勤務者は少ないが業務量的には落ち着いている。だから，その指摘は妥当だと考え，それまで従来の方法で問題ないと考えていた自分の考え方を修正してみようと思った。森さんには，意見はもっともな指摘であり，新しい視点で勉強会のもち方を考え直すことにする，と伝えた。そして，勉強会やトレーニングを実施している目的を考えて，勉強会は確かな内容の伝達のため，より多くの人が参加できることが重要と考え原則どおり平日の実施とし，スキルアップを目的とした繰り返しのトレーニングなどは休日に行なうこともできるように変更を検討しようと考えた。

💡 **115**：自分の意見と異なっていても，他の意見の主旨を冷静に受け止め，妥当な部分を認めている

> レベル 2

215 ▶他の人の反応に応じて自らの行動を変更する

　翌日の受け持ち患者の担当を割り振っているとき，新人看護師の新井さんのプリセプター看護師である下田さんから，新井さんには術後1日目の患者を担当させたいという申し出があった。私は，新井さんの状況から，術後の患者を受け持つのはまだ早いのではないかと考えていた。そのため，私は新井さんには術後の患者以外の受け持ちをしてもらおうと考え，割り振っていた。下田さんは，これまで計画的に準備を進め，術後患者の看護についての学習を積ませてきたと言った。その話を聞き，必要な学習ができているのなら，その提案は可能だと考え直した。そして，翌日は下田さんに十分フォローするように指示し，新井さんに術後患者を担当させることにした。また，自分も日勤でいることから，十分に安全面での配慮を行なえるように業務を調整した。

> 💡 **215**：他者の反応から，予定変更すべきと考えたら，それまでの方法にとらわれず，よりよい方法に切り替える

> レベル 3

315 ▶状況に合わせて自らの行動や方法を変える

　1年目の看護師が入院期間の担当看護師（入院期間を通じて患者の看護方針に責任をもつ役割を担うこと）として患者を担当できるようになる時期を例年どおり10月頃に設定していたので，チームの新人看護師の太田さんと市村さんに担当患者をつけ，看護計画の指導をした。市村さんは，これまでと変わりなく先輩に相談しながら，初めての担当看護師の役割を積極的に担おうと奮闘していた。一方，それまでのびのびとしていた太田さんの表情に笑顔がなくなり，緊張している様子が見られるようになってきた。確認したところ，太田さんは，担当看護師として患者に関わることは自分にはまだ無理だと自信をなくし負担を感じていることがわかった。

　この状況から太田さんは，1人で患者を担当するにはまだ早いことがわかったので，自立の時期を延ばして，当面はプリセプターと一緒に担当する方法に変えた。また，今回のようにそれぞれの成長のスピードには個人差があるので，今後は10月に担当患者を一律につけることをやめ，個別のスケジュールを立てて対応することに方法を変更した。

> 💡 **315**：他人の反応だけでなく，状況や環境の変化も含めて理解し，それに合わせて方法を変えている

第2章
コンピテンシー・モデル

クラスター
《個人の効果性》

第2章
コンピテンシー・モデル

クラスター
《個人の効果性》

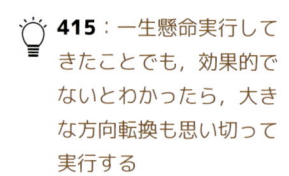

> 💡 415：一生懸命実行してきたことでも，効果的でないとわかったら，大きな方向転換も思い切って実行する

> 💡 515：自分の行動レベルの変革ではなく，広範な部門を含めた改革を率先して推進する

レベル4

415 ▶ 状況に合わせて目標達成に向けた戦略を修正できる

　看護計画を立てたら，その内容を患者に提示し説明して同意を得ることにしている。その確認として，患者に同意のサインをもらっている。私の病棟では，サイン取得の達成率を目標80％に設定し，各患者の担当看護師が速やかに患者サインをもらうよう働きかけてきたが，看護計画の監査の結果は，50％に満たない状況であった。また，今回の看護計画の監査では，データベースの更新がされておらず，患者の状況にあった看護計画になっていないことも明らかになった。さらに，経験の浅い看護師が多く，情報収集ならびにアセスメントの能力が十分に育っていないため，看護診断をするまでに時間がかかり，看護計画の内容が状況に合わないものとなっていることがわかった。

　そこで，経験の浅い看護師たちの現在の実力に合った方法が必要だと考えた。活用可能な場合は，標準化看護計画や患者パスなどを積極的に適応させ，タイムリーに患者に看護計画を提示するよう指導した。また，情報収集の具体的なポイントや質問方法，アセスメントの内容をカンファレンスで意図的に表明し合うよう働きかけた。それらの取り組みを優先し，それができてから，看護計画に同意をもらう習慣をつけるように方針を変更した。8か月をかけて実践し，サイン取得80％の目標を達成することができた。

レベル5

515 ▶ 状況に伴うニーズに合わせて組織変革を進める

　院内でICU適応の患者数が増加し，私の担当する脳血管系の診療科の重症患者数は特に多く，従来であればICUに入室できた患者が受け入れられないことが増えてきた。そこで，自分の担当する病棟でICUレベルの患者を安全に受け入れる体制が必要と考えた。まずは，重症度の高い患者を一般病棟で管理していくために，病棟の看護師たちの意識を変え，必要なスキルを身につけてもらうことが必要である。そこで，病院全体の状況を説明し，そのうえで私たちの病棟が担う役割の必要性とその意義の大きさについて説明した。また，並行して設備や医療機器などのハード面でも，なぜ変更が必要かについての理由を明確にし必要な準備を関係部署と進め，環境を整えた。さらに，診療科との話し合いを定期的にもち，今後の体制における病棟の具体的な運営方法を，各診療科と合意形成し

たうえで決定していった。加えて，ICU からスムーズに急性期の患者を転入させられるように，スタッフを ICU に研修に出し，ICU での運営方法を一部参考にし，取り入れた。このような取り組みを実践し，従来 ICU でしか受け入れていなかった重症度の高い患者を，一般病棟でも安全に受け入れられるように変革することができた。

第 2 章
コンピテンシー・モデル

クラスター
《個人の効果性》

4）コンピテンシー〈組織へのコミットメント〉

このコンピテンシーは，組織の利益，ニーズ，目標に合わせて，自分の活動や優先順位を犠牲にしてでも調整することを含む。管理者としては，組織全体の利益のために，自部署の利益を犠牲にする，その案に，他の人たちが賛同するように適切に行動するなどがある。

> 【定義】組織目標を追求し，組織のニーズを満足させる形で，個人の行動を組織のニーズ，プライオリティ，ゴールに整合させる能力と意欲を指す[23]。
> 【各レベルについて】
> **レベル0**
> 時間どおりに出勤する，身だしなみに気をつけるなど，組織規範を守ることが求められる。
> **レベル1**
> 組織に対する忠誠心を示し，他の人が与えられた職務を完遂することを喜んで助けることが求められる。
> **レベル2**
> 組織の目的・目標を理解し，積極的にサポートすることが求められる。
> **レベル3**
> 自分の好みや個人の行動などの個人ニーズよりも組織ニーズの達成のために個人的な犠牲も厭わないことが求められる。
> **レベル4**
> 意思決定が不人気で反対を呼ぶものであっても，組織に利益をもたらす意思決定は断固として守り抜くことが求められる。
> **レベル5**
> 組織の長期的利益に対しては，自部署の短期的利益を犠牲にすることが求められる。組織のニーズに応えるためには，他の人たちにも犠牲を求める。

事例

第 2 章
コンピテンシー・モデル

クラスター
《個人の効果性》

レベル 0
016 ▶ 身だしなみなどの組織規範を守る

　私の職場では，髪型，ユニフォーム，靴など身だしなみを整えて，勤務に就くことを大切にしている。私自身も，その方針は重要なことと認識し，常に清潔感のある整った身なりでいるように心がけ，それを実行している。

💡 **016**：表面的なルール遵守ではなく，それを守る意味に理解を示し行動している

レベル 1
116 ▶ 他の人が与えられたタスクを完遂することを助ける

　2年目看護師全員に，自己の看護を振り返り今後の方向性を見出すためのレポートを書くという課題があった。私は，主任としてチームの2年目看護師の広川さんにこの課題にしっかりと取り組み，この課題を通して目的である自己の看護の振り返りができるようにサポートしようと考えていた。そこで，これまでの看護場面を振り返る作業に取り組んでいた広川さんが，自分の課題を明確にする過程で悩んだとき，広川さんが考えを整理できるように面談をした。面談を通して，これまで広川さん自身が気づかなかった自分の看護実践の傾向などを，自ら「私がうまくいかないと思っていたことって，実はここに課題があったからなんですね。」と語るようになった。そして，「自分が次に何をめざしたらいいのかがわかったような気がします。」と話し，期日までにレポートを作成して提出することができた。

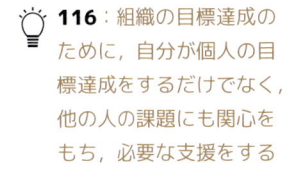

💡 **116**：組織の目標達成のために，自分が個人の目標達成をするだけでなく，他の人の課題にも関心をもち，必要な支援をする

レベル 2
216 ▶ 目的意識を明確にし，コミットメントを示す

　前年度と同等の透析件数を維持するという部署の目標達成のために，外来患者で当院への移籍について医師から問い合わせがあった場合に，すぐに対応できるように使用可能なベッド数の一覧表を作成した。また，1日の最大人数を超える透析件数でも調整ができるように，ベッド配置も工夫をして対応した。

💡 **216**：部署の目標に理解を示し，自分の立場でできることを認識して行動している

第2章
コンピテンシー・モデル

クラスター
《個人の効果性》

💡 **316**：個人的な関心事と，組織のなかで求められている役割や立場が異なったとき，組織の一員である自覚から組織のニーズに応える行動を選択している

> レベル3

316 ▶自分の専門職としての興味よりも，組織のニーズを満たすことを優先させる

　緩和ケアに興味があり，ターミナル患者の多い部署での勤務を希望していたが，外科病棟への異動が決定した。その病棟は経験の浅い看護師が多く，これから看護ケアを充実させていくことが求められている病棟であることを知った。周術期の経験の長い自分が異動して，リーダーシップを発揮することで看護力の向上や看護の楽しさを伝えるなど，外科病棟での看護の質の向上に貢献できると考え，その病棟への異動について前向きに捉えることができた。

> レベル4

416 ▶組織に利益をもたらす意思決定は断固として守り抜く

　病院として感染症のアウトブレイクはあってはならない。また，感染症が発生すると隔離のために，効率的にベッドが使用できなくなる。そのような事態は，病床利用率の目標達成にも影響が大きいため，日頃からスタンダードプリコーションを徹底することが大切である。そのためには，手指消毒が習慣化するよう，手指消毒薬の使用を定着させることが必要だった。手指消毒薬の使用を徹底するために，病棟に携帯型ポシェットを導入することを決めた。

　ところが，使用目的は理解できるが，見ための格好悪さや，他にもPHSや携帯端末を身につけているのでこれ以上，携帯型の器具は使いたくないといった反対意見が予想以上に多かった。ただ，これまでPC用のカートや廊下への手指消毒薬の設置台数を増やしても，使用量が増えなかったことから，携帯型ポシェットの導入は絶対に譲れないと考え，各病棟の手指消毒薬の使用量と，ポシェット型を導入している病棟とそうでない病棟での意識と行動変容の差についてデータで示し，感染予防のためには絶対に必要だと強く主張し，予定通り導入した。

💡 **416**：反対や抵抗があっても，組織にとって重要なことであれば，確固たる意思と行動で実行する

> レベル5

516 ▶組織の長期的利益に対しては，自部署の短期的利益を犠牲にする

　今年度，病床利用率の目標達成のために，私の部署ではどのような診療科でも積極的に入院を受け入れることができるように，計画的に指導し，準備を進めてきた。おかげで空ベッドがある場合には

積極的に緊急入院を受け入れることができ，看護師たちも自信をもって対応できるようになったことでチーム力も高まってきていた。しかし，同じように緊急入院が多く病床利用率も高い部署から，看護ケア度が高くなってきたことにより，スタッフが疲弊してきて，不満が出始めていると報告があり，応援態勢について検討することになった。自部署から1人応援に出すことで病棟のチーム力が一時的には低下するかもしれないが，その病棟で過重労働を理由に退職者が増加してしまうことのほうが，組織としての影響が大きいと考え，私の部署からその病棟での経験がある中堅看護師を2か月間応援に出すことにした。

第2章
コンピテンシー・モデル

クラスター
《個人の効果性》

516：結果的に組織全体にとって利益にあたることは，たとえ自分の部署に負担や犠牲が一時的にあっても，それを受け入れる

第3章
コンピテンシー・モデルの運用方法

第3章
コンピテンシー・モデルの
運用方法

運用の流れ

　コンピテンシーの概要を知り，コンピテンシー・モデルの事例を読むことによって，コンピテンシーとは何か，コンピテンシーを発揮するということは実際の場面でどのような行動をとっていることなのか，そしてそれが，どんな成果を生み出しているのかが，理解できたのではないだろうか。

　看護管理者の育成にコンピテンシー・モデルを活用することを決めたら，新たにコンピテンシー・モデルを自分たちの組織で開発するか，本書のコンピテンシー・モデルを活用するか，もしくは，その内容をさらに組織に合わせた形にアレンジして運用するかを選択する必要がある。

　この章では，本書のコンピテンシー・モデルを活用した場合の運用方法について説明し，運用の実際を具体的な実施時期，頻度などの詳細を含めて紹介する。

1）運用を開始する前の準備

　運用開始にあたり，どのような意義を見出し，どのような目的・目標をもってコンピテンシー・モデルを導入するのかを明確にする必要がある。目的・目標の明文化は，以後の運用の詳細を決めるときにも，判断の基準として活用できる。それによって，組織の目的に合った一貫性のある運用マニュアルが作成できるだろう。

　そのために，最初にすべきことは，自分たちの組織内で，これまでどのようなコンピテンシーが発揮されたのか，具体的な事例を通して，コンピテンシー・モデルの内容を肌で実感することである。元来，コンピテンシーは，ハイパフォーマーの実際の行動から抽出された概念であるので，これまで，コンピテンシーと呼んでいなかっただけで，よい仕事ぶりの人の行動からはコンピテンシーと解釈できる何らかの要素が見出せるはずである。自分の組織内の具体的場面の事例と結びつけて考えることで，各コンピテンシーをより実践的に理解することができると思われる。この作業には，主に評価を担う看護管理者たちが携わることが望ましい。

　具体的には，各コンピテンシーについて，あとで紹介する事例用のシートの内容に沿って，皆がよい仕事をしていると評価している人に実際の事例を記入してもらう。次に，その事例をもとに，看護管理者同士で，事例内のどの行動がそのコンピテンシーに該当する

のか，各自の解釈をもとに議論し，共通認識を形成していく。望ましいのは，各コンピテンシーのレベルごとに事例を共有することである。

しかし，この作業は，決して容易なことではなく，長い時間を要す。なぜなら，まずは，コンピテンシーの概念を理解し，それにふさわしい事例が何なのかを判断することが困難で，事例を記入することがなかなかできないからである。さらに，事例を読んだときに，コンピテンシーという概念の理解の程度によって，具体的行動のどこにその内容が含まれているのか，見出せないことも決して少なくない。

導入準備段階では，各自の意見が分かれ，解釈や判断に迷うことが多く，難解に感じるし，理解に時間がかかることもある。その程度は，個人差が大きいが，数多くの事例を読み，その要素を具体例のなかから読み取る作業を繰り返すことで，理解がより深まっていく。

したがって，準備段階において，看護管理者同士で議論しておくことで，各自の理解がどの程度かがある程度把握できる。また，議論を通じて理解が深まるなどの効果も期待できる。このプロセスを最初に経ることで，導入を困難に感じることもあるかもしれないが，事例を書く被評価者，事例から要素を読み取る評価者たち，それぞれがコンピテンシーの本質を理解したうえで使いこなすことが，真の意味でコンピテンシーを導入した成果を上げることにつながるのである。

ただし，導入当初には，指導的に運用を進める立場の人を除き，他の全員に完成度の高い理解が必須ではないということも強調しておきたい。なぜならば，このコンピテンシー・モデルは成果を上げられる看護管理者を育成するための1つのツールであり，実践のなかで使うことでその意味を発揮し，普段から具体的事例と概念の間を繰り返し自在に行き来する視点をもつことで，評価のための評価ではなく実用性のある運用になるからである。

2）コンピテンシー・モデルの共通理解

コンピテンシー・モデルを導入する場合，コンピテンシー・モデルを活用して評価する人（評価者），コンピテンシー・モデルを活用して評価を受ける人（被評価者）が内容を理解するための機会が必要である。この機会をどのような形態にするかは，組織の規模，

第3章
コンピテンシー・モデルの
運用方法

運用の流れ

第3章
コンピテンシー・モデルの運用方法

運用の流れ

職位の種類，評価者・被評価者の人数などの事情に応じて判断する。望ましいのは，導入を目的としたプロジェクトチームを立ち上げ，コアメンバーを決め，指揮していくことである。

具体的には，コンピテンシーの概要，導入の経緯，コンピテンシー・モデルの内容，具体的運用方法などについての説明会を開催し，加えてコンピテンシー・モデルの理解のための勉強会などを実施し，全容についての共通理解を促す。特に，評価者にあたる人たちは，前述の事例を活用した議論の機会に加え，スペンサーら[1]のコンピテンシー・ディクショナリーなどを読み，コンピテンシーについて理解を深めておくことが重要である。

3）運用マニュアルの作成

運用マニュアルの作成は，以下の4点について，コアメンバーで討議し方針を決定したうえで，詳細を決定することが望ましい。

ここでは，虎の門病院での運用を例にとって説明する。

(1) レベル0〜5に相当する職位の決定

レベルの決定は，組織によって職位の種類や人数，構成人員の背景も異なるため，自分の組織の事情に合わせて決定するのがよい。当院では，コンピテンシー・モデルの開発時は，看護師長という職位はなかったため（図3-1），レベル0は主任候補，レベル1〜4が主任，レベル5が管理看護師長を想定していた。

2013年度より組織体制を変更し，看護師長の職位をつくった（図3-2）ことに伴い，レベル1〜2が主任，レベル3〜4が看護師長相当と変更している。本書のコンピテンシー・モデルを活用する場合，例えば，「主任候補は，レベル0であっているが，主任に求めるレベルは3相当までのため，主任はレベル1〜3までとする」という要領で判断していくとよい。

(2) 評価者の決定

レベル0〜5に相当する職位が決定したら，被評価者は職位に相当するレベルのなかで一番下のレベルから初回はスタートすることが望ましい。その際，被評価者の記載した事例の評価者を誰にするか，同様に組織の事情に合わせて決定する。例えば，主任の評価者は看護師長，看護師長の評価者は看護部長というふうに，直属の上司にすることが考えられる。

(3) 評価の頻度の決定

コンピテンシーの評価には，事例を記載するという準備が必要で

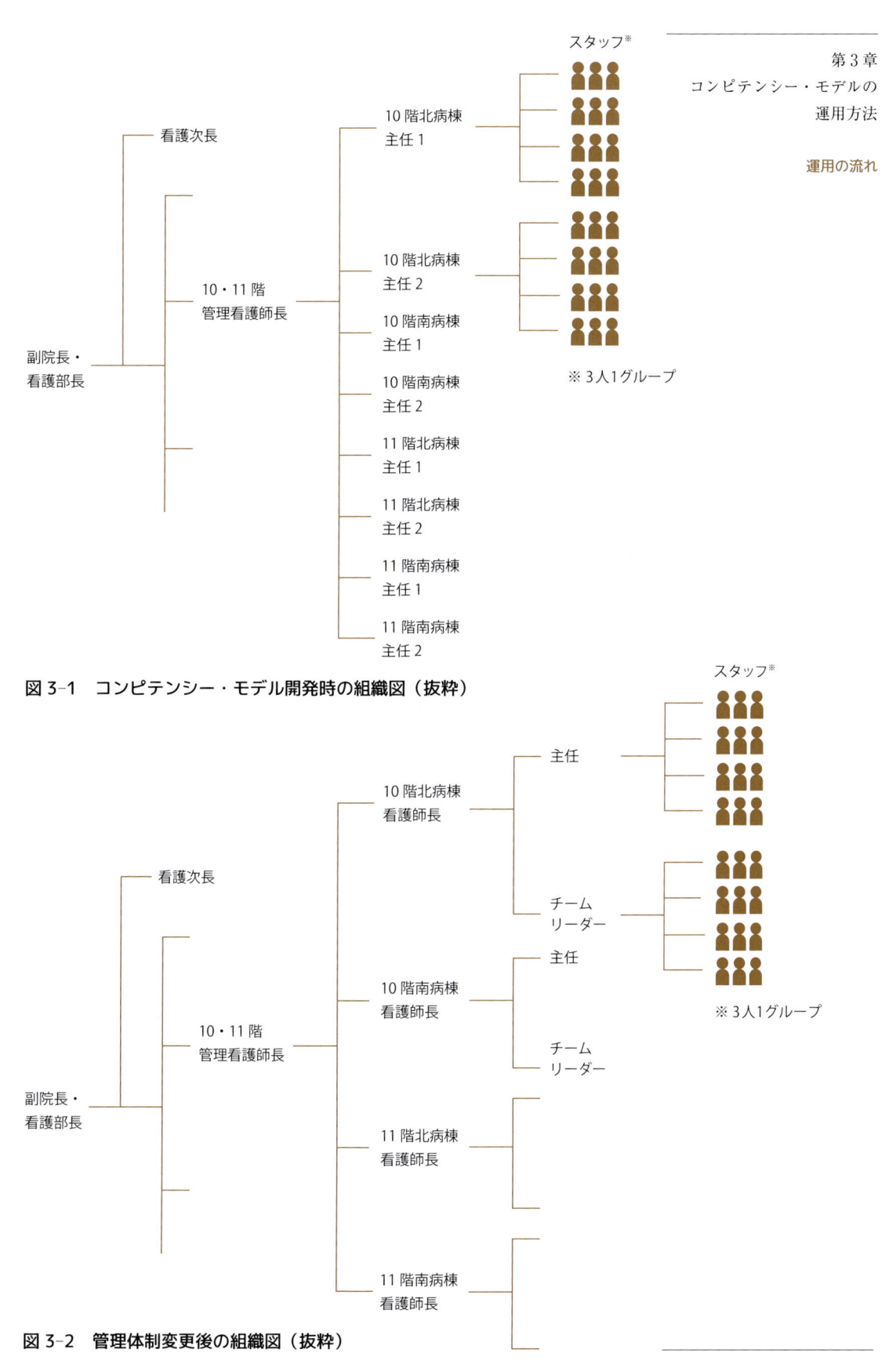

第3章
コンピテンシー・モデルの運用方法

運用の流れ

図3-1　コンピテンシー・モデル開発時の組織図（抜粋）

※3人1グループ

図3-2　管理体制変更後の組織図（抜粋）

第3章
コンピテンシー・モデルの運用方法

運用の流れ

あり，その内容がどのレベルに該当するかを判断するにも一定の時間が必要である。ある程度の労力がかかるため，どのくらいの頻度で行なうかは，組織の状況から判断していくことでよい。考慮すべきなのは，大きな負担に感じるような頻度だと，被評価者も評価者も，事例を書くこと読むことだけで余力がなくなってしまい，肝心の評価が形式的になってしまう恐れがあることである。逆に少な過ぎることでも，不慣れなために評価が機能せず，同じく形骸化し実態の伴わない事態となることも予想される。そのため，定期的に自分の行動をコンピテンシーという視点で見直し，評価することが，現実的に可能な頻度は1～2回/年と考える。

(4) 評価方法の決定

　評価のためには，事例記載が必須である。そして，記載された事例の内容にもとづいて，そのコンピテンシーのそのレベルに該当する行動だったかを評価者が判定する。実施したことを文章化すると，当然ながらそこには，被評価者の認識した事実だけが記載される。そのため，被評価者の行動とその意図に焦点をあてることができる。言い換えれば，何となくこうした，という本人も説明できない感覚的な行動から，このことを狙ってこの行動を選んだという本人の判断まで，確認することができるのである。

　また，他者の行動を外部から見ていると，「おそらくこう考えてのこの行動だろう」とか，「ここでこのような行動をしたのは不可解だ」などの第三者としての自分自身の解釈や，認識が加わった見方をしていることがある。被評価者の事例記載を評価対象にすることで，このような評価者側の推測による偏りをある程度排除することができる。

　なおここで，各コンピテンシーについて，レベルごとの判定基準を設定しておく必要がある。そのためには，各コンピテンシーがどんな行動を評価しているのかを的確に理解し，そのレベルごとの差異を明確にすることが重要である。具体的には，そのコンピテンシーの必須要素やキーワードを理解し，その内容が読み取れるか，評価時に説明できるかという基準などを設けることである。さらに，評価の妥当性をめざすために，評価者を変えて一次評価，二次評価というような段階を設けたり，複数の評価者が同席して判定することも有効である。これについては，実例の紹介時に詳細を説明する。

以上の重要な4点について方針が決定したら，次に詳細を決めて運用マニュアルを完成させる。

- ・コンピテンシー・モデルを活用する目的・目標
- ・導入の経緯
- ・各コンピテンシー・モデルと各レベルの内容の解説
- ・コンピテンシー事例記入用紙
- ・評価時期
- ・評価方法
- ・運用のフロー図　など

4）実例紹介

ここからは，これまで述べてきた内容について，実例を提示して具体的運用を紹介する。

最初に，評価対象となる事例の記入用紙とその使い方について説明する。

この**表3-1**は，被評価者がコンピテンシーの評価を受ける際に使用する用紙である。直近半年間の実践のなかから，各コンピテンシーに該当すると思う事例についてレベルを決めて記載する。例えば，主任が初回評価を受ける場合は，すべてのコンピテンシーの項目について，レベル1の内容相当と思う事例を記載する。

なかには，そのコンピテンシーはレベル1相当の実践ではないと思う内容しかなかったということもあるかもしれないが，事例はコンピテンシーごとにすべて記載することが望ましい。また，事例がレベル1以上の内容だった場合には，評価者から，その相当するレベルがフィードバックされることもある。各コンピテンシーがバランスよく発揮されることが期待されるが，実際は必ずしも一律に同レベルではなく，個人差がある。

そのため，事例を記載するとき，自分が得意とするコンピテンシーは頻繁に発揮され事例がいくつも思い浮かぶが，一方で，苦手な部分は，事例が全く出てこないということもある。コンピテンシーの事例を書くという作業を通して，自分の得意，不得意な行動が，評価を受ける前に自覚できるという点も事例記入用紙を使うメリットである。

この事例記入用紙を活用して，どのように評価を実施しているのか，被評価者ごとに，事例提出時期，評価方法，レベル判定までの流れを次に示す。

第3章
コンピテンシー・モデルの運用方法

運用の流れ

表3-1　コンピテンシー事例記入用紙

コンピテンシー事例記入用紙

　　　　　　　　　記載年月日：　　年　　月　　日

　　　　　　　　　部署：

　　　　　　　　　氏名：

コンピテンシー No.〔　　　〕
_____
状況・場面

_____
誰が一緒だったか

_____
自分が何を考えたか

_____
自分が何を言ったか・行動したか

_____
その結果どうなったか

①被評価者が主任候補者の場合(主任の選出時)

　候補者は,看護師長が普段の仕事ぶりや面談などの結果を考慮して選抜する。

・**実施時期**：10月頃,1回/年
・**事例記載者**：直属の看護師長

　各コンピテンシーのレベル0に相当する行動が観察されたかどうかを第三者として記載する。情報が不足しているときは,主任からも情報を得る。

・**評価者**：直属の看護師長

　自分が記載した事例を,レベル0に相当するかどうか評価する。判定は「相当する」と判断すれば「○」,しなければ「×」とする。

・**評価会議**：看護師長会議で,各看護師長の記載した事例,および評価結果をもとに審議し,最終結果を判定する。

　この段階では,他者評価のみで自己評価は行なわず,評価結果を本人には伝えない。評価結果は看護師長会議で審議の際に使用する。主任に選出された場合は,上司が主任の心構えを説明するときに本人に評価結果を伝える。

主任候補者選出時(10月頃)
　看護師長が記入,評価

「主任候補者コンピテンシー・モデル評価用紙」
「コンピテンシー事例記入用紙」

↓

看護師長会議で審議,主任を選出する

↓

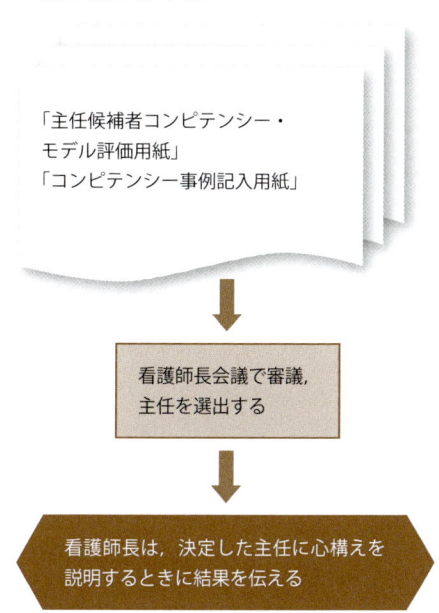

看護師長は,決定した主任に心構えを説明するときに結果を伝える

図3-3　運用フロー【主任候補者】

第3章
コンピテンシー・モデルの
運用方法

運用の流れ

②被評価者が主任の場合
・**実施時期**：上半期（6〜7月）と下半期（1〜2月）の2回/年
・**事例記載者**：主任
　上半期／コンピテンシー事例記入用紙の使用は任意とし，各コンピテンシーに該当する事例を準備する。
　下半期／コンピテンシー事例記入用紙に事例を記入する。
　　初回評価時は，レベル1から記載する。2回目以降は，自己評価で，前回と同レベル，または次のレベルを記載するか決める。コンピテンシー・モデル評価用紙（**表3-2参照**）の自己評価欄に記載した事例がそのレベルに相当すると判断すれば〇，しなければ×を記入する。コンピテンシー事例記入用紙は，評価会議の前にあらかじめ評価者に提出しておく。
・**評価者**：
　上半期／一次評価のみで直属の看護師長
　　コンピテンシー・モデル評価用紙の自己評価を確認しつつ，他者評価を行なう。自己評価の〇，×と一致しないときは，事例のどの部分がそのコンピテンシーとはみなせないか（みなせるか）を，キーワードをもとに具体的に説明する。
　下半期／一次評価は直属の看護師長，最終評価は評価会議で審議する。

上半期（6〜7月）
主任が記入，自己評価

「主任コンピテンシー・モデル
評価用紙」

↓

看護師長が他者評価を行なう
主任と面接を行ない，評価を
決定する

下半期（1〜2月）
主任が記入，自己評価

「主任コンピテンシー・モデル
評価用紙」
「コンピテンシー事例記入用紙」

↓

看護師長が他者評価を行なう
主任と面接を行ない，評価を
決定する

↓

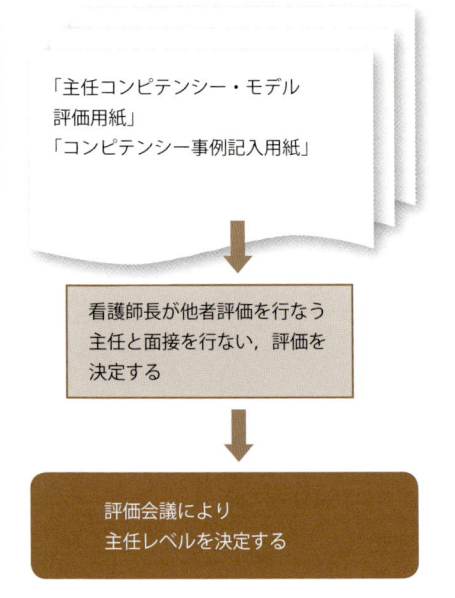

評価会議により
主任レベルを決定する

図3-4　運用フロー【主任】

- **評価会議**：看護部長，看護次長，直属の看護師長，主任（被評価者）が参加し，一次評価の結果をもとにその年の最終的なレベルを判定する。一次評価の○，×と一致しないときは，事例のどの部分がそのコンピテンシーとはみなせないか（みなせるか）を，キーワードをもとに具体的に説明する。

③被評価者が看護師長の場合
- **実施時期**：（4〜5月）1回/年
- **事例記載者**：看護師長

    コンピテンシー・モデル評価用紙（**表3-2参照**）の自己評価欄に記載した事例がそのレベルに相当すると判断すれば○，しなければ×を記入する。
- **評価会議**：看護部長，看護次長，看護師長（被評価者）が参加し，自己評価の結果をもとにその年のレベルを判定する。自己評価の○，×と一致しないときは，事例のどの部分がそのコンピテンシーとはみなせないか（みなせるか）を，キーワードをもとに具体的に説明する。

年度当初（4〜5月）
看護師長が記入，自己評価

「看護師長コンピテンシー・モデル評価用紙」
「コンピテンシー事例記入用紙」

↓

評価会議により師長レベルを決定する

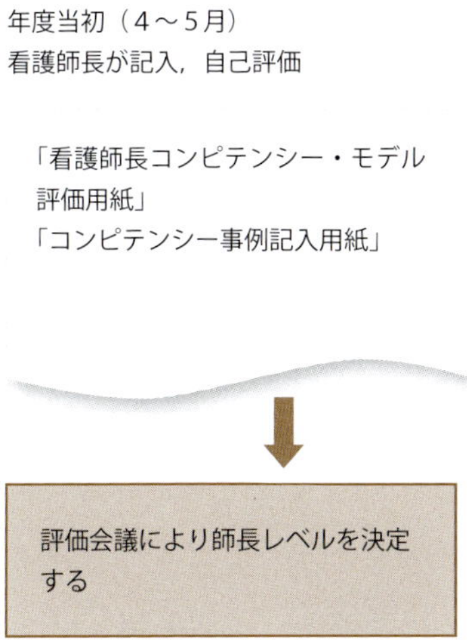

図3-5　運用フロー【看護師長】

5）コンピテンシーレベル判定基準

　各項目の判定は絶対評価とし，○（できている），×（できていない）の2段階で行なう。直近半年間の行動をもとに評価する。すべての評価項目を満たした場合に該当レベルと判断する。評価会議でレベルが上がる場合は，飛び級はなく，1段階ごとレベル1からアップしていく。

表 3-2 主任・看護師長のコンピテンシー・モデル評価用紙

年度　氏名：　　　　　　　　部署：

主任／看護師長　　年目　　評価者

クラスター	コンピテンシー	主任レベル1	6月 自己評価	6月 他者評価	2月 自己評価	2月 他者評価
達成とアクション	達成重視	101a 業務の無駄や非効率を見つけ，問題提起ができる				
		101b チームの目標達成に向けて取り組んでいる				
	秩序，クオリティー，正確性への関心					
	イニシアティブ	102 障害や反対を克服するために粘り強く行動する				
	情報探求	103 正確な情報を求めて質問する				

6）評価会議のポイント

（1）評価者は事例を熟読する

　コンピテンシーの評価は，事例に書かれた行動が，そのコンピテンシーとみなせるかどうかによって決まる。そのため，評価者はそのコンピテンシーの重要な要素や，必須のキーワードに該当することが読み取れるか，事例をしっかりと読みこなさなければならない。さらに，各事例に対しての疑問や意見をまとめ，評価会議のときに被評価者に確認していく必要がある。したがって，評価者が，事例を読む時間を考慮したうえで評価会議の日程を設定するとよい。

（2）メリハリのある時間配分にする

　被評価者は，原則としてできたと思う事例を記載しているので，事前の読み込みで，できていると評価できたものは，そのまま結果を伝えるだけでよい。最少でも，1人あたり18項目のコンピテンシーについて評価するため，お互いに見解が一致する内容について時間をかける必要はない。

　一方で，評価が一致しない事例については，具体的な部分を示

し，どのような点が被評価者の見解と異なるかを丁寧に説明する必要がある。被評価者が，評価者の指摘を理解し納得できるように，また，実践の場でそのコンピテンシーが次は使いこなせるようにアドバイスすることが大切である。

　また，評価結果には，影響しないことでも，事例についての疑問や意見がある場合は，直接被評価者に確認し，実際の内容を共通認識しておく。このことは，被評価者にとって次の事例記入時に役立つことが多い。

(3) 両者にとってのメリットを活かす

　被評価者にとっては，直属の上司以外から，実践内容についてコメントをもらい，アドバイスを受けることができる絶好の機会である。われわれの職場においても，複数の職位の異なる上司たちから，自分の管理者としての行動についてさまざまな意見を述べてもらう機会は，それまでなかった。この評価会議を実施することで，幅広い視点で具体的な指導を受けることが可能になる。

　また，評価者にとっては，普段直接見ることが少ない，各部署の実践場面について理解することができる機会となる。事前に提出されるコンピテンシー事例記入用紙は，病院内の実態を知る情報の宝庫ともいえる。コンピテンシーの評価という本来の目的に加えて，実践の状況把握が容易にできる機会にもなるであろう。

第3章 コンピテンシー・モデルの運用方法

運用にあたってのQ&A

1) 事例が書けないときはどうすればよいか？

　コンピテンシーの項目によっては事例が思い浮かばないことがある。意図せず無意識に実践している場合は自己評価では記述できず，「×」となるが，上司との面接場面で事例を想起でき記述できれば，「○」になることもある。上半期の面接で事例が思い浮かばなかった項目は，下半期に意識して行動することがポイントになる。

　評価者は，被評価者がコンピテンシーを意識した行動計画を立て実践しているかを確認し，成長を促すように関わることも大切である。われわれは初めてコンピテンシー事例を記入する初心者に対しては，会議の時間を活用して，コンピテンシー事例を用いて教育的視点をもってディスカッションしている。他者のコンピテンシーを知ることもでき，また必要とされるコンピテンシーの理解も深まり，事例の想起に役立っている。ただし，実践が伴わず事例がない場合もある。

　また，レベル3以上をめざすには苦手なコンピテンシーがどうしてもクリアできず，実践していないため事例がない場合がある。本人が課題として意識していても，実践に結びつけることができなければ事例が提出できず，「×」の評価で低いレベルにとどまることになる。

2) 事例がコンピテンシーの内容と合っていないときはどうすればよいか？

　コンピテンシーの理解が不十分な場合，適切な事例が記述されない。コンピテンシーの理解を助けるためにコンピテンシー・モデルの解釈文や事例集を作成しているが，コンピテンシー・モデルのキーワードを捉えていないと，内容が合っていない事例が提出されることがある。

　例えば，達成重視のレベル1「101b：チームの目標達成に向けて取り組んでいる」では，年度当初に決定しているチームの目標への取り組みを評価するが，年度途中で発生したチームの問題に対する対策を事例として記載しているような場合は事例が不適切と判断される。達成重視の101bと201bでは，目標がチームか部署全体かの違いであり，年度当初に決定した目標であることは同じである。

このように，各コンピテンシーのレベル0から順にレベルアップしていくことで着実にコンピテンシーの理解が深まり，期待されるコンピテンシー事例が提出できるようになってくる。また，上司による他者評価や評価会議に参加することでコンピテンシーの理解が深まることもある。

3）被評価者の自己評価と上司の他者評価が異なる場合はどうすればよいか？

各コンピテンシーのレベルは0から5までの6段階になっている。各項目のレベルに応じてキーワードがあるが，その認識が同じでないと評価も異なってくる。また，評価がぶれないように解釈文をつけているが，自己評価も他者評価も低い傾向の人と高い傾向の人がいる。面接でお互い納得がいくまで話し合ったり，コンピテンシーの理解を深めるために別の事例を考えたりすることで評価を一致させておくことが重要である。

4）レベル決定に迷う場合はどうすればよいか？

評価会議では，すべての評価項目を満たした場合に該当レベルと決定するため，1項目でも苦手なものがあるとなかなかレベルを上げることができない。意図的にめざすコンピテンシーレベルに合わせて実践を積み重ねていくと事例が想起しやすく，適切な記述ができるためレベル決定に迷うこともない。スムーズにコンピテンシー事例が記載でき，自己評価，他者評価，評価会議のレベル判定も一致しているような場合は，次回は1つ上のレベルをめざして取り組むように話している。

また，評価会議で被評価者が緊張して説明が不十分な場合でも，同席している直属の上司が被評価者の発言を補ったり，被評価者も質問を受けて事例を振り返ったりすることで「○」の評価を受けることもある。評価者とのやり取りの末にコンピテンシーの要素が確認できた場合でも，今後への期待を込めて「○」と評価している。

これは被評価者のモチベーションを上げるためには重要なことと考え，評価の基本にしている。ただし，このようなレベル決定に迷った場合は，今後の理解を深めるために評価会議で話し合った内容にそって事例を文章化することを促し，次回も同じレベルに挑戦しスムーズに「○」になることをめざすように話している。

第3章
コンピテンシー・モデルの運用方法

運用にあたってのQ&A

5）導入したが，コンピテンシーが共通認識できていない場合はどうすればよいか？

　当院でも導入1～2年目は，評価者の間でも意見が一致しなかったり，同じ評価者でもレベル判定がぶれたりしていた。その結果，評価会議の所要時間が1人平均60分を超えていた。3年目には，レベルごとのキーワードを理解できるようになってやっと統一した評価ができるようになり，所要時間も1人平均45分に短縮された。上司による評価や評価会議が有意義であるといっても，時間が長過ぎてはお互いに疲労困憊しデメリットも大きい。

　そこで，評価会議の効率を考え，所要時間を1人30分に設定したところ徐々に短縮され，5年目の2012年は1人平均約21分であった。コンピテンシーの理解の統一には2～3年を要するが，被評価者の人数により評価会議にかける時間を設定するとよい。

　上司による他者評価の段階で，提供事例について理解の統一を図っておくと，評価会議においても自信をもって発言することができる。評価会議メンバーも，評価が異なったときに発言して疑問を解消し，コンピテンシー・モデルのキーワードを確認することが理解を統一していくためには重要である。

コンピテンシー評価結果の活用

1）実践場面への活用

　コンピテンシー活用の最大の意義は，実践でそれを使いこなすことにある。そのためには，まず，コンピテンシーの評価結果から，自分の得意なコンピテンシー，不得意なコンピテンシーは何なのかを自覚することである。そして，さまざまな場面でそこにふさわしいコンピテンシーを，意図して発揮する取り組みを行なうことが大切である。

　最初のうちは，コンピテンシー事例記入用紙を書く時期になって，どんな場面があったかなと思い起こす程度かもしれない。しかし，取り組みを続けることで，各コンピテンシーをより深く理解できるようになり，さまざまな場面で，行動する前に「今は，"情報探求"が必要だ」とか「ここは，"柔軟性"を発揮すべきだ」と，自然に必要なコンピテンシーが浮かんでくるようになるだろう。もちろん，容易なことではないが，意図してコンピテンシーを使いこなす訓練を日常的に行なうことが重要である。コンピテンシーは行動特性であるが，何に着目し，何を狙って行動するかという思考プロセスを明確にしていることも大切である。

2）看護管理者選出への活用

　主任候補を選出するときは，各コンピテンシー事例と評価を上司が記入して事前に会議メンバーに提出し，会議で評価の結果の高

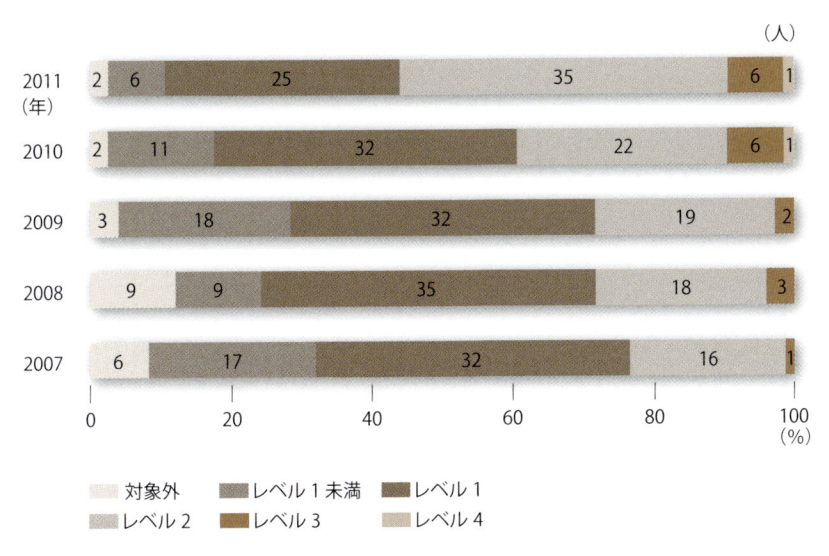

図3-6　主任のコンピテンシー評価結果

かった者を主任に選んでいる。また，2007年度から2011年度までの主任の評価結果（図3-6）をみると，レベル1未満，レベル1が減少し，レベル2，レベル3が増加する傾向であり，2010年度には初めてレベル4が誕生した。看護師長の選出においても，コンピテンシーの評価結果を活用し，レベルの高い者から選出することを考えている。

3）院内教育プログラムへの援助者選出への活用

　評価判定のレベルを超えた得意な項目があったとしても，評価会議でアピールする機会はあまりない。そういう優れた項目については，上司との面接の場において上位のレベルで事例を記述し評価しておくと被評価者の自信に結びつくし，プロジェクトチームを立ち上げるときなどのメンバー構成の参考になる。また，院内教育プログラムへの援助者の選出にも活用し，得意なコンピテンシーをさらに伸ばしていきたい。

第4章
コンピテンシー・モデル開発のプロセス

第4章
コンピテンシー・モデル
開発のプロセス

コンピテンシー・モデル開発のステップ

　ここからは，スペンサーらの『コンピテンシー・マネジメントの展開』[1)]を参考にして，コンピテンシー・モデルの開発に取り組んだ経緯とプロセスについて説明する。

1) 組織として，管理者に求める能力（コンピテンシー）を定義する

　まず，コンピテンシー・モデルを開発しようとする職務について，組織として求める能力を定義する必要がある。それは，対象とする職務の業績や能力の評価基準を明らかにすることでもある。このステップが必要な理由は，ここで定義した求める能力や評価基準が，この先の作業であるデータ収集のための人選やコンピテンシーのレベル決定などに影響するからである。チームで開発に携わる場合には，チームメンバー間で自分たちの組織がどのような人材を育成したいのかを共通認識するのにも役立つ。

　当院では，それまで管理者の業績を評価する尺度がなく，客観的なフィードバックが不十分であり，管理者自身も自分の役割を明確に理解していない現状があった。そこで，職務範囲が比較的明確だった主任のモデルが最も着手しやすいと考え，主任のコンピテンシー・モデルを開発することにした。また，その上位に管理看護師長，下位に主任候補者を位置づけることで，主任候補者から管理看護師長までのコンピテンシー・モデルの開発を目指した。

　開発にあたり，まず，全管理看護師長に実際に観察してもらった「主任の行動」，これまで考えてきた「主任選出の基準」について列挙した。特に，「実際に観察した主任の行動」（表4-1）は，後にレベルごとのコンピテンシー項目を作成する際にも活用できるため，整理しておく必要があった。われわれは，タワーズペリン汎用モデル[24)]を参考にし，項目ごとに観察した行動を整理した。

　タワーズペリン汎用モデルでは，コンピテンシーは「企画・立案」「行動」「組織マネジメント」「セルフマネジメント」「知識・技能」「その他」の6つにカテゴリー分けされている。これは企業向けの分類であるため，われわれは「企画・立案」を「問題解決」に置き換えて，観察した行動のグループ分けを行なった。

表 4-1　実際に観察した主任（経験年数別）の行動の一例（問題解決）

項目	経験年数	カテゴリー（見出し）	行動
問題解決	1年目	インシデントに対する助言・指導	・1年目看護師とインシデントの振り返りをしたあと，対策はこれでよいかと相談する ・スタッフのインシデントに対して原因を考え，対策に結びつけようとしている ・スタッフへ原因と対策を指導している
		助けを求められる	・判断に迷った場合，看護師長・先輩主任に確認できる ・看護上の問題点（特に社会的・経済的）を看護師長に相談している
	2年目	報告	・重大なインシデントが発生したときに速やかに看護師長に報告している ・患者の問題行動を看護師長・診療科部長に伝えている
		相談	・チーム間の業務の偏りなどについて看護師長・他の主任に相談している ・スタッフの指導で困っていることを看護師長に相談している
		業務改善	・病棟の問題について話し合い，改善する努力をしている ・業務改善案をミーティングなどで提示している
	3年目	チームの患者把握	・病棟全体の状況を把握している ・患者から苦情があったとき，まず患者と看護師から事実関係を確認している ・その日に担当していなくても重症者は自分の目で確認している
	4年目	問題解決	・インシデントに対し，予防策までスタッフと話し合っている ・疑問に思うことを主任ミーティングなどで提起して解決している
		報告・相談	・用度物品の病棟定数を変更したいと看護師長に相談している ・看護管理上の問題についてアセスメントし，看護師長に相談している
	5年目	報告・相談	・医師部門との調整など看護師長・診療科部長を通して話し合ったほうがよいことについて提案している ・リカバリールームや重症者について，病棟全体を把握したうえで病床管理の提案をしてくる
	6年目	問題解決	・部署の年間目標達成に向けて勉強会や月ごとのプランを企画している ・問題点を見つけ改善する取り組みをしている
		報告・相談	・病状が問題となっている症例について看護師長に報告している ・事故発生時，速やかに看護師長に報告できる
	8年目	問題解決	・業務改善を行なうときの中心的な役割をしている ・病棟風土の改革に取り組みたいと話す
		報告・相談	・スタッフの変化に気づき，問題と思うことは看護師長に報告している
	10年目	問題解決	・病院の方針・看護部の方針を理解し，部署ですべきことについて考えを示している
	11年目	問題解決	・インシデント発生時に原因を追究し対応をスタッフナースに提示している ・病棟の問題点をスタッフナースに投げかけ改善できるよう取り組んでいる
		報告・相談	・看護管理上の問題についてアセスメントし，看護師長に報告・提言している
	12年目	問題解決	・インシデントについて部署全体に問題提起し，再発防止策を話し合っている
	13年目	報告・相談	・看護師長不在時に人員配置を行ない，報告している
	18年目	報告・相談	・看護管理上の問題についてアセスメントし，看護師長に報告・提言している

第 4 章
コンピテンシー・モデル開発のプロセス

コンピテンシー・モデル開発のステップ

注）表 4-1 中の「看護師長」は，開発当時はすべて「管理看護師長」であった（p.103 参照）が，便宜上，「看護師長」とした。

第4章
コンピテンシー・モデル
開発のプロセス

コンピテンシー・モデル
開発のステップ

2）定義した能力をもつ管理者を選出する

　次のステップでは，データ収集の対象とする人材を選出する。スペンサーらの文献では，データ収集する対象を"卓越したパフォーマー"あるいは"高業績者"と"平均的パフォーマー"としている。卓越したパフォーマーからは多くのコンピテンシーが抽出され，平均的パフォーマーからは必要最低限レベルのコンピテンシーを発見することができるとされている[1]。

　該当する人材を選出するとき，看護師の業務内容は企業と違い，その業績を客観的に評価しづらいものである。では何をもって"卓越したパフォーマー"とするのか。ここで，1）で整理した「組織として管理者（対象者）に求める能力」を尺度として活用することになる。われわれは，作成した「主任選出の基準」（表4-2）を基準としたうえで，管理看護師長からみて経験年数に応じて順調な成長をしている主任を選出した。また，スペンサーらの文献では同僚による評価も妥当性がある[25]と述べられていたため，同時に現主任たちが目標とする主任についてもインタビューして確認したところ，管理看護師長たちが選出した人たちと概ね一致した。

　また，何人のサンプルが必要となるか。スペンサーらは，コンピテンシーに対する仮説の簡単な統計的検証を実施するには少なくとも20人（卓越者12人，平均的人材8人）の対象者が必要であるとしている[26]。一方，"非統計的な小さなサンプル（例えば6人の卓

表4-2　主任選出の基準項目

・他者からの信頼と他者への関心	・リーダーシップ
・院内教育計画や勉強会への参加	・自分の気持ちを伝えられる
・看護実践能力	・仕事の仕方・仕事に対する姿勢
・後輩への指導	・責任感
・患者・家族への関心と信頼	・社会人としての常識
・他者の意見を聞き自分の意見を言っている	・時間と健康の自己管理
・他職種とよい関係をもっている	・接遇
・他者にきちんと注意している	・公平さ
・報告している	・精神的に安定している
・総合的な情報収集・判断能力	・協調性・誠実

越と3人の平均的人材）では，ある組織におけるコンピテンシーの発揮に関する価値の高い，定性的なデータが入手できる"とされており，小規模なサンプル数では，平均的人材1.5人に対して卓越者2人の割合での人材確保を推奨している[26]。

われわれは，主任経験年数ごとに順調に成長している者を選出し，最終的には主任経験1年目から3名，2年目から3名，3年目から4名，4年目以上から6名の計16名をデータ収集の対象として決定した。

3）選出した管理者にインタビューを行ない，データ収集する

データを収集するために，選出した対象者（被面接者）に対して行動結果面接（BEI）の手法を用いて面接を行なう。被面接者に実際に経験した出来事について語ってもらうことで，普段どのように仕事をしているのか，どのような行動をとっているのか，どのように認知しているのかなどを詳細に聞き，そこからコンピテンシーを抽出していくことになる。面接では，被面接者に実際にとった具体的行動や考えが読み取れるようなストーリーとして出来事を語ってもらう。

（1）面接の準備

被面接者により詳細に語ってもらうためには，面接する前の準備が重要である。われわれは，まず，スペンサーらの文献を参考にしてインタビュー・ガイドを作成した（表4-3）[1]。この手法での面接に慣れていなければ，別の対象者に練習を兼ねて面接を行なう必要がある。

また，面接を分担して行なう場合，誰（面接者）が誰（被面接者）の面接を行なうか担当を決める必要がある。われわれは，面接者と被面接者はできるだけ接点がないような組み合わせとした。接点があることで，場合によっては被面接者が話しにくい状況になったり，面接者が先入観や推測をもちやすくなったりすることを避けるためである。

被面接者には，事前に面接の目的を説明し，面接日時，所要時間を告げておく。面接に要する時間は，1.5～2時間で，その間誰からも邪魔されない場所を確保しておく。また，コンピテンシー・モデル開発に伴い，後に研究として発表する予定があるならば，被面接者に同意書を取る必要もある。

第4章
コンピテンシー・モデル
開発のプロセス

コンピテンシー・モデル
開発のステップ

表4-3　インタビュー・ガイド

ステップ1 自己紹介と趣旨説明	まず，面接者自身を紹介し，面接の目的と手順を説明する 「この面接の目的は，看護部で主任の役割を遂行するために必要な要件を明らかにすることです。あなたが過去1～2年の間に主任として経験したなかで，最も重要な出来事，成功した出来事と失敗した出来事の両方について話してください。 　あなたの話を聞くことに専念できるよう，面接はテープに録ります。この面接は，あなたを評価するものではありません。あなたがこの面接のなかで話した内容については秘密を厳重に守り，他の人に知られることはありません。また，あなたや登場する人，すべての名前を消して分析されます。今回の目的以外にはテープや面接記録は使用しません。では，数分間，出来事を思い出してください」 「さあ，面接を始めさせてもらいましょうか」と，**明るく**言う。
ステップ2 行動結果	1つの出来事について，**完全なストーリー**になるように，次の5点について話を聞く 「どんな状況だったのか？」 「誰が一緒だったか？」 「あなたは何を考え，感じ，どうしようと思ったか？」 「あなたは何をしたか？　何を言ったか？」 「その結果はどうなったか？」 ●**テクニックのポイント** ・ストーリーを経過順に話させること 順を追ってわかりやすくストーリーを話してくれるように言っておく 「それこそが私が聞きたかった出来事です。私にわかるように，事の顛末を順を追って話してください」 ・被面接者が理念・抽象・観念上の行動を論じるのではなく，過去に起きた実際の出来事を語ることから離れないようにする。 ●**やってはいけないこと** ・被面接者を抽象に導く質問をしないこと。 ・誘導的な質問をしないこと，結論に飛躍しないこと。 ・被面接者が言ったことを別の言葉で言い直さないこと。 ＊被面接者が感情的になってしまった場合，現在の感情ではなく，そのとき感じたことを語らせること。
ステップ3 締めくくりとサマリー	締めくくり： 被面接者の時間と貴重な情報の提供に対し，お礼を述べて面接を締めくくる。 サマリーのメモ： できれば記憶が新しいうちに全記録を書いてしまう。 出来事を自分で話せるほどにストーリー仕立てにまとめる。 被面接者の言葉を使って口語調で書き出す。 その他： その他，観察したこと，印象，意見などを書き留めておく。

（2）面接の実際

　詳細な面接記録を書き起こすために，できれば面接内容を録音することが望ましい。被面接者に同意を取り，面接開始から終了までを録音する。録音することで面接者は被面接者の話を聴くことに集中できる。被面接者に語ってもらう内容は，その職務に就いてからこれまでに経験した成功事例と失敗事例とし，それぞれの出来事について経過を追って語ってもらう。

　そのとき，①どんな状況だったか，なぜそうなったのか，②そこに誰がいたのか，誰が関与していたのか，③そのとき，何を思い，どう考え，どうしようとしたのか，④実際にどのような行動をとったのか，どう言ったのか，⑤その結果どうなったのか，という5つの点が明確になるように必要に応じて質問し，答えを聞き出すことがポイントとなる。

　面接終了後は，できるだけ速やかに面接で聞いた内容をサマリーとしてまとめる。レコーダーにすべての内容が録音されていることを確認し，逐語録として面接記録を作成する。記述には，できるだけ被面接者の言葉を使うようにする。

4）収集したデータからコンピテンシーを抽出する
（1）コンピテンシーの抽出

　ここからは，3）で作成した面接記録（インタビュー・サマリー）からコンピテンシーを識別していく作業となる。面接記録を読み，コンピテンシーを示していると思われる箇所にアンダーラインを引き，さらに文献を参考にして，すでに判明しているコンピテンシーについてコードをふっていく（表4-4）。コンピテンシーを抽出するときには，1つの行動に対して1つのコンピテンシーとする。たとえ一文章であっても，行動ごとに区切ってコンピテンシーを抽出する。

　この作業は，サンプル数が多ければ多いほど作業量が煩雑となる。しかし，分析の効率性を優先し，1人が1事例，というような分担をしてしまうと，分析に偏りが出る恐れがある。そのため，われわれは，最初に2～3事例に関して個人個人がアンダーラインを引いたのち，全員でもう一度照らし合わせて摺り合わせを行なった。そうすることで，互いの分析に異なる視点が発生し，より多くのコンピテンシーを発見することと，1つひとつのコンピテンシーに対する共通理解，認識を深めることに役立った。その後は2人で

第 4 章
コンピテンシー・モデル
開発のプロセス

コンピテンシー・モデル
開発のステップ

表 4-4　面接記録（インタビュー・サマリー）

1. 仕事と職務の概要	
・主任 13 年目。部署別教育委員を担当している。 ・チームのスタッフは 15 名（15〜16 年目が 2 名，9 年目が 1 名，6 年目が 1 名，4 年目が 3 名，2 年目が 3 名，1 年目が 5 名）。	
2. 行動結果	
●インシデント 1（成功した出来事）	
・去年の 8 月頃の出来事です。夏休みを取るスタッフが多かったので，働いていたのは 1 年目が多かったですね。なので，この時期あえて 1 年目に手術患者をもたせて指導していた❶と思います。	❶他の人たちの開発
・1 年目がその日受け持っていた患者さんから「ナースコールを傍に置いてくれていない」「ちょっとした配慮が全部抜けている。上はどういう教育をしているのか」という意見がありました。私は，夏休みだったので看護師長が入って患者さんの対応をしてくれていました。 　休み明けに看護師長からそのことを聞いて，私は早くその患者さんのところに行かなければと思いました❷。	❷イニシアティブ
・現場で一番責任をもっているのは私なので，その私がどういう姿勢をもっているかを患者さんに話しに行かなければと思いました❸。	❸自己確信
・「主任として責任をもって部署で働いている者です」と患者さんのところに話しに行った❹のです。	❹イニシアティブ
・「患者さんに配慮した関わりができるように指導していますが，日々のチェックまではできていませんでした」❺と話していると患者さんは「わかりました」と言ってくださり，私は，「早めに来られなくて申し訳ありませんでした」と謝罪しました。患者さんからは，「あなたが，そういう気持ちで働いているのであればスタッフの人たちにも伝わるはずだから，そういう気持ちを忘れずにいてほしい」という言葉を返してもらえました。	❺自己確信
・きちんと患者さんと，私がこういう気持ちで関わっているという話ができたこと，患者さん自身にわかってもらえたことがよかったです❻。	❻自己確信
・ナースコールは患者さんの手の届く場所に置く。1 年目はバイタルならバイタルのことばかりに気を取られ，他のことへの配慮ができない❼，ということを皆で共有しました❽。	❼分析的思考 ❽チームワークと協調

124

ペアになり，残りの事例分析を分担して行なった。分析した結果は，グループメンバー全員で確認し，抽出したコンピテンシーに過不足がないか，分類が間違っていないか確認作業を行なった。

(2) コンピテンシーのグループ分け

次に，面接記録から抽出したコンピテンシーを示す部分だけを抜き出し，それが何のコンピテンシーであるかを表にまとめ，コンピテンシーごとにグループ分けを行なう。面接記録から抜き出した文章を「行動データ」とすると，1つのコンピテンシーに対して数多くの「行動データ」が集まる。それらのなかで似たような内容を見つけ出し，最少共通名称をつけて「行動インディケーター」とする。「行動インディケーター」ごとに分類し，事例内容を分析した一覧表を作成する（表4-5）。

コンピテンシーごとにグループ分けを行なうときは，どの事例から抽出された行動データであるかわかるようにしておく。

5) 抽出したコンピテンシーをレベルづけする

4)-(2) で作成した一覧表のなかで，行動データごとにレベルをつける作業を行なう。このレベルづけを，われわれはスペンサーらの文献のコンピテンシー・ディクショナリーを参考に行なった。

次に，コンピテンシー・モデルを何段階にするか，各段階がどの職位に相応するかを決定する。われわれは，主任候補者をレベル0，主任をレベル1～4，管理看護師長をレベル5とする計6段階のレベルに分類した（表4-6）。

注）開発当時の当院の組織図は，図3-1（p.103）参照。

6) コンピテンシー・モデルを作成する

最後にコンピテンシーごとに各レベルの評価指標を決定する（表4-6）。評価指標は，行動インディケーターの表現を用いてもいいが，短文で具体的行動をイメージできる表現にすると評価しやすい。評価指標を決定したら，縦軸をコンピテンシー，横軸をレベルとし評価指標の一覧表を作成する。さらに評価を記入する欄を設けると評価用紙としての活用が可能となる。また，必要に応じて各コンピテンシーの解釈や事例集を作成することで，コンピテンシー・モデル使用者が各コンピテンシーについて理解を深めることに役立つ。

第4章
コンピテンシー・モデル
開発のプロセス

コンピテンシー・モデル
開発のステップ

表4-5 事例内容分析 1

抽出番号		コンピテンシー	行動インディケーター	行動データ
1	Aさん㊱	インパクトと影響力	意欲は示すけれど，具体的なアクションは示さない	ここは仕事をする場であって，プライベートは全く別だと思っている。ただそう思っているだけで注意するなどの行動に移せていない。
2	Bさん③	インパクトと影響力	めざす効果を生むために，意図的に情報を与えたり，引っ込めたりする	私が日ごろスタッフに「私は，患者に対しては真摯な気持ちをもっている。スタッフも同じような気持ちでいてほしい」ということを言っている。
3	Bさん④	インパクトと影響力	めざす効果を生むために，意図的に情報を与えたり，引っ込めたりする	カンファレンスで，患者についてのいろいろな情報を話し合うことを大切にしている。そこで，いつも「患者さんに興味をもって！」と言っている。「きちんとカンファレンスの時間が取れないときは記録をしながらの情報交換での形でも話していこう」と言っている。
4	Cさん㊼	インパクトと影響力	語り手の行動，あるいは人々が語り手に対して抱く印象からの効果を読み取る	責任は自分にあるんですけど，スタッフと協力していかないと看護ケアはできないと思って，自分はこういう看護がしたいということをスタッフに伝えて，楽しく仕事をしましょうと言った。
5	Eさん⑬	インパクトと影響力	めざす効果を生むために，意図的に情報を与えたり，引っ込めたりする	グループリーダーが割と大きめで，6年目と7年目くらいの経験がある人だったので，4月のミーティング時に，最初に自分はこういうチームにしたいということを言った。
6	Eさん①	インパクトと影響力	めざす効果を生むために，意図的に情報を与えたり，引っ込めたりする	カンファレンスを開催する必要を強く感じていた。そのため，イニシアティブのとれるグループリーダーたちを巻き込むことが必要と考え，短時間でもカンファレンスを開いて継続していくことが重要だとアピールした。
7	Dさん㉘	インパクトと影響力	めざす効果を生むために，意図的に情報を与えたり，引っ込めたりする	私は，毎月毎月の主任ミーティングや病棟ミーティングで，グループ活動と報告についてのことをがんばって話していた。
8	Dさん⑳	インパクトと影響力	めざす効果を生むために，意図的に情報を与えたり，引っ込めたりする	まず，主任ミーティングで他の主任に話し，メンバー表をつくり，各グループの業務内容を文章化したものをきちんとつくった。その後，こういう仕事をするということをきちんと書いてビジブルに先に入れました。
9	Dさん㉝	インパクトと影響力	政治的な連携で，アイディアに対する「舞台裏での」サポート関係を築く	物品に関することやインシデントなどは共有したいと思い，看護師長の協力も得て南北の病棟で一緒に申し送るようになりました。

注）表4-5，4-6中の「看護師長」は，開発当時はすべて「管理看護師長」であった（p.103参照）が，便宜上，「看護師長」とした。

表 4-6　事例内容分析　2

	抽出番号	コンピテンシー	行動インディケーター	行動データ	評価指標	文献1)によるレベル	主任・師長レベル
1	Aさん㊱	インパクトと影響力	意欲は示すけれど、具体的なアクションは示さない	ここは仕事をする場であって、プライベートは全く別だと思っている。ただそう思っているだけで注意するなどの行動に移せていない。	自分の考えをもち、他者にインパクトや影響力を与えたいという意欲をもっている	1	0
2	Bさん③	インパクトと影響力	めざす効果を生むために、意図的に情報を与えたり、引っ込めたりする	私が日ごろスタッフに「私は、患者に対しては真摯な気持ちをもっている。スタッフも同じような気持ちでいてほしい」ということを言っている。	他の人たちに自分の考えをアピールする	2	1
3	Bさん④	インパクトと影響力	めざす効果を生むために、意図的に情報を与えたり、引っ込めたりする	カンファレンスで、患者についてのいろいろな情報を話し合うことを大切にしている。そこで、いつも「患者さんに興味をもって！」と言っている。「きちんとカンファレンスの時間が取れないときは記録をしながらの情報交換での形でも話していこう」と言っている。	他の人たちに自分の考えをアピールする	2	1
4	Cさん㊼	インパクトと影響力	語り手の行動、あるいは人々が語り手に対して抱く印象からの効果を読み取る	責任は自分にあるんですけど、スタッフと協力していかないと看護ケアはできないと思って、自分はこういう看護がしたいということをスタッフに伝えて、楽しく仕事をしましょうと言った。	他の人たちに自分の考えをアピールする	2	1
5	Eさん⑬	インパクトと影響力	めざす効果を生むために、意図的に情報を与えたり、引っ込めたりする	グループリーダーが割と大きめで、6年目と7年目くらいの経験がある人だったので、4月のミーティング時に、最初に自分はこういうチームにしたいということを言った。	他の人たちの興味やレベルに合わせて自分の考えをアピールする	4	2
6	Eさん①	インパクトと影響力	めざす効果を生むために、意図的に情報を与えたり、引っ込めたりする	カンファレンスを開催する必要を強く感じていた。そのため、イニシアティブのとれるグループリーダーたちを巻き込むことが必要と考え、短時間でもカンファレンスを開いて継続していくことが重要だとアピールした。	他の人たちへの影響を計算して自分の考えをアピールする	4	3
7	Dさん㉘	インパクトと影響力	めざす効果を生むために、意図的に情報を与えたり、引っ込めたりする	私は、毎月の主任ミーティングや病棟ミーティングで、グループ活動と報告についてのことをがんばって話していた。	具体的な効果を上げるために計画的なアクションを起こす	5	4
8	Dさん⑳	インパクトと影響力	めざす効果を生むために、意図的に情報を与えたり、引っ込めたりする	まず、主任ミーティングで他の主任に話し、メンバー表をつくり、各グループの業務内容を文章化したものをきちんとつくった。その後、こういう仕事をするということをきちんと書いてビジブルに先に入れました。	影響を考えて、2段階に分けてアクションを起こす	6	4
9	Dさん㉝	インパクトと影響力	政治的な連携で、アイディアに対する「舞台裏での」サポート関係を築く	物品に関することやインシデントなどは共有したいと思い、看護師長の協力も得て南北の病棟で一緒に申し送るようになりました。	第三者を活用して、高度で段階的なアクションを起こす	7	5

第4章 コンピテンシー・モデル開発のプロセス

コンピテンシー・モデルの妥当性の検証

1）抽出したコンピテンシーの妥当性を検証する

（1）抽出したコンピテンシーの数から検証する

まず，面接した対象者を職務経験年数ごとに分け，それぞれから抽出されたコンピテンシー数を表にして確認する。われわれは，データ収集のために16名からインタビューしたが，16名が語った出来事は合計で成功場面21事例，失敗場面19事例であり，その面接記録から抽出したコンピテンシーは総数751個であった（表4-7）。

主任経験年数別に各グループから抽出されたコンピテンシーの数を比較し，大差がないか確認する。もし，1グループのみ極端にコンピテンシー数が少ないというようなことがあれば，面接記録からコンピテンシーを抽出し切れていないということも考えられるため，もう一度面接記録を見直す必要がある。

表 4-7　面接内容とコンピテンシー数

主任歴	対象者数（人）	出来事		コンピテンシー数	
		成功	失敗	個数	平均
1年目	3人	1	3	129	43
2年目	3人	5	2	154	51
3年目	4人	6	6	139	35
4年目以上	6人	9	8	329	55
計	16人	21	19	751	47

（2）主任経験年数別にコンピテンシーを比較し検証する

次に，主任経験が長い者のほうが短い者よりもレベルの高いコンピテンシーを示しているのか確認する。

面接記録から抽出したコンピテンシーをレベルづけした後，主任経験が長い者から抽出されたコンピテンシーと短い者から抽出されたコンピテンシーのレベルを比較する。前述した面接記録から行動データ（コンピテンシーを示す部分）を抜き出す過程で，行動データごとに事例番号をつけておくことで，比較が容易にできる。われわれも，抽出された751個のコンピテンシーを分類し，レベルづけを行なったところ，高いレベルのコンピテンシーの多くが主任4年目以上の者から抽出されたものであることがわかった。

（3）抽出したコンピテンシーの分類が妥当なのかを検証する

われわれが参考にしたスペンサーらは，20のコンピテンシーを6つのクラスターに分類している。また，いくつかの業種別にコンピテンシーの特徴が述べられており，支援・人的サービス従事者（看護師，医師，教師，組織開発コンサルタントなど）については，①「個人の効果性」が4分の1を占めていること，②「マネジメント」コンピテンシーが重要視されていること，③「達成とアクション」は他の職種と比べて頻度が低いことなどが特徴として述べられている。さらに，"人的サービス従事者のモデルでは「達成重視」と「イニシアティブ」の頻度は低かったが，管理者になると，その頻度が他の業種の管理者と同じ程度になる"[27]とされている（図4-1）。

そこで，抽出したコンピテンシーについてクラスター割合を算出し，その特徴と一致するかを確認する。われわれは，主任の経験年数ごとにおけるクラスター割合を比較した。その結果，主任1年目では従事者（スタッフ）の示すクラスター割合に類似し，4年目以上で，管理者のクラスター割合に類似した特徴が見られた（図4-2）。

ただし，組織の特徴や職務に与えられている権限の違いから，必ずしもスペンサーらの文献で述べられている割合と全く一致するとは限らない。われわれが抽出したコンピテンシーのクラスター割合も管理者のクラスター割合と比較すると，「支援と人的サービス」の割合が高く，「インパクトと影響力」の割合が低かった[28]（図4-3）。この違いについて解釈できる範囲であるかを検討する必要がある。われわれはその理由を以下のように分析した。

①「支援と人的サービス」のなかでも，「対人関係理解」のコンピテンシーがほとんどを占めていたことから，看護師の平均年齢が若いために，主任がスタッフ支援に多くのエネルギーを費やしていることが影響していると考えられる。

②主任は第一線の監督者であり，期待される役割としてはチーム運営が主体となっている。チーム目標達成のためにはスタッフへの影響力を必要とするが，部門を超えた組織への影響力までは期待されていない。そのため，特に「インパクトと影響力」の割合が低くなったと考えられる。

このように，スペンサーらの文献で述べられているクラスター割合の特徴に加え，組織の特徴や求められる役割などを加味し，抽出したコンピテンシーの分類について妥当性を確認する。

第4章
コンピテンシー・モデル
開発のプロセス

コンピテンシー・モデルの
妥当性の検証

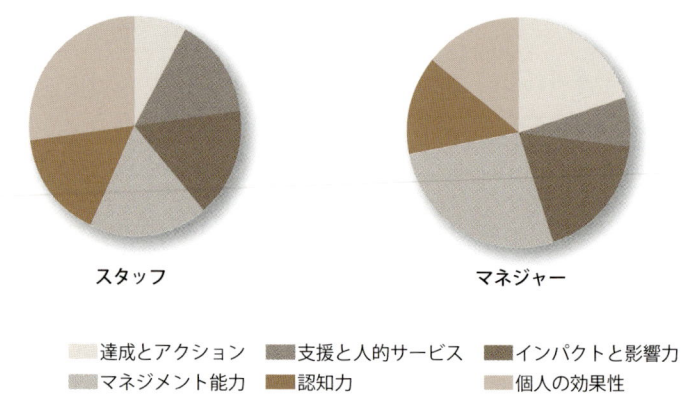

図4-1 人的サービス従事者のコンピテンシー頻度
ライル・M・スペンサー，シグネ・M・スペンサー著，梅津祐良ら訳：コンピテンシー・マネジメントの展開［完訳版］．254，生産性出版，2011．図2-1より

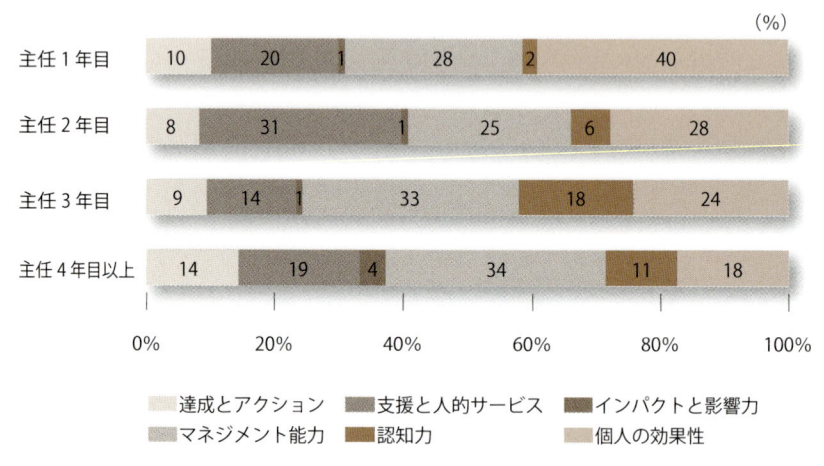

図4-2 主任経験年数別クラスター割合

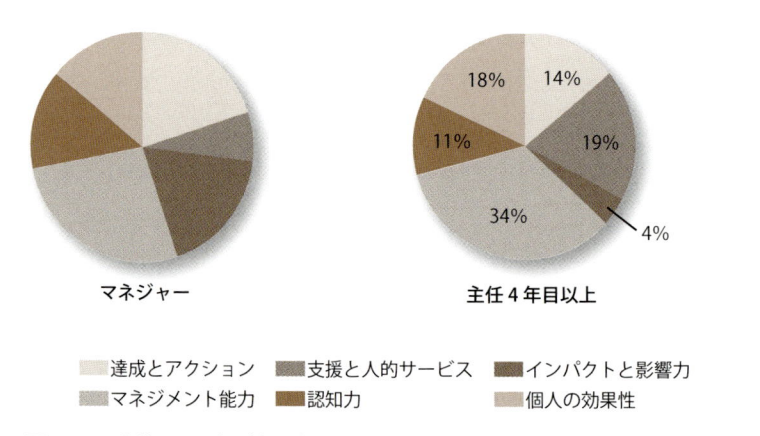

	達成とアクション	支援と人的サービス	インパクトと影響力	マネジメント能力	認知力	個人の効果性
主任1年目	10	20	1	28	2	40
主任2年目	8	31	1	25	6	28
主任3年目	9	14	1	33	18	24
主任4年目以上	14	19	4	34	11	18

図4-3 人的サービス管理職との比較
ライル・M・スペンサー，シグネ・M・スペンサー著，梅津祐良ら訳：コンピテンシー・マネジメントの展開［完訳版］．254，生産性出版，2011．図2-1より

2）コンピテンシーレベルの分類について妥当性を検証する
（1）抽出したコンピテンシーの妥当性を検証した後，評価用紙を作成し，対象者を広げて評価を実施する
（2）評価を実施後，職務経験年数ごとにデータを整理し，主任経験が長いグループが高いコンピテンシーを示すのか確認する

　われわれは，コンピテンシー・モデル評価用紙を作成した翌年，61名の対象者（主任）に対して評価を試行した。その結果，高いレベルを示したのは，主任経験が長い看護師であった（図4-4）。一方，経験年数が長くてもコンピテンシーレベルが低い結果を示した者も複数いた。運用として，すべてのコンピテンシーを満たしたときにそのレベルをクリアしたとみなすようにしていたため，同じレベルであっても達成状況に違いがあると考え，レベルごとの経験年数別達成状況を比較した。その結果，同じレベルであっても経験年数の長いグループは，達成しているコンピテンシーの割合が高いことがわかった（図4-5）。

　このように，実際に評価用紙を用いた評価を試行した後，職務経験年数ごとやコンピテンシーレベルごとにデータを分析することで，コンピテンシーレベルの分類について妥当性を確認できる。

3）予見的妥当性によって検証する

　スペンサーらは，最も強力なコンピテンシー・モデルの妥当性検証方法を「予見的妥当性」としている[29]。「予見的妥当性」は，コンピテンシー・モデルを使用して選んだ人材が，将来実際に優れた業績を達成するかどうかを検証する方法とされている。われわれがコンピテンシー・モデル開発時に，高いレベルのコンピテンシーが多く抽出された主任4年目以上の者のほとんどは，後に管理看護師長に選出されている。

　コンピテンシー・モデルを活用して人選し，職務を遂行できるように指導していくことで，その人材が期待された業績を達成できるようになれば，開発したコンピテンシー・モデルがその組織にとって妥当であるといえる。

第 4 章
コンピテンシー・モデル
開発のプロセス

コンピテンシー・モデルの
妥当性の検証

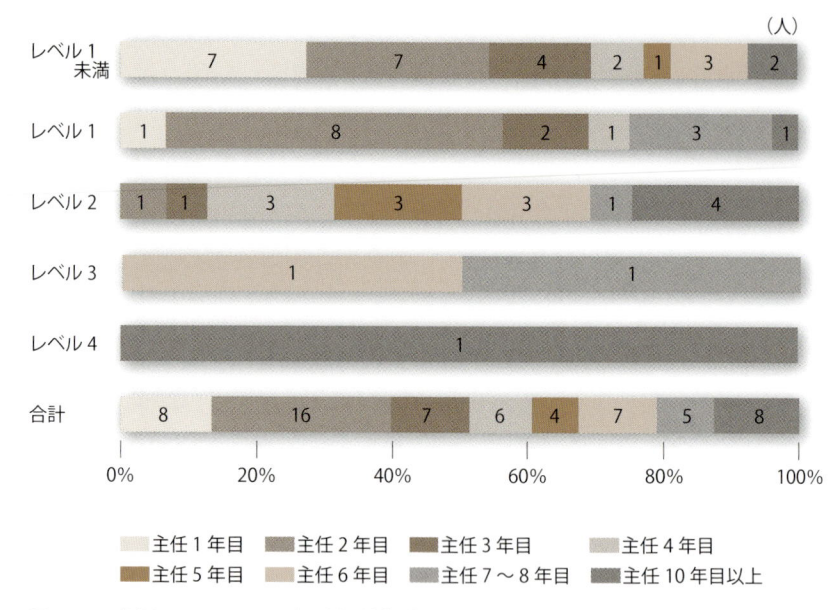

図 4-4　主任レベルごとの経験年数割合

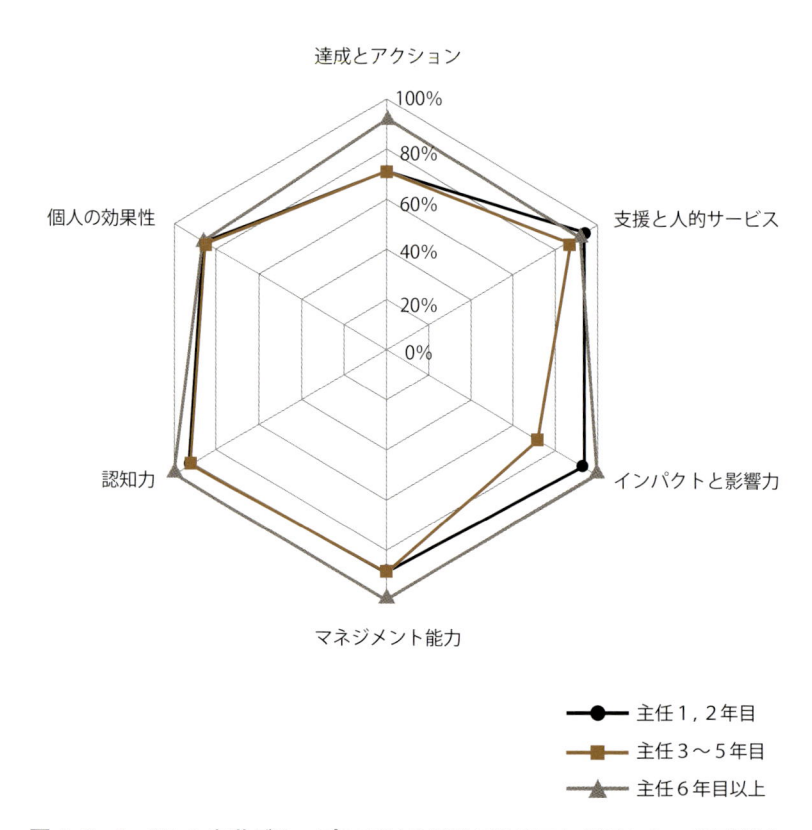

図 4-5　レベル 1 未満グループにおける経験年数別コンピテンシー達成割合

コンピテンシー・モデルの改訂

　われわれが，データ収集，分析を行なったなかで，面接記録から抽出できなかったコンピテンシーがある。それは，「組織へのコミットメント」「秩序，クオリティ，正確性への関心」「組織の理解」「関係の構築」「技術的/専門的/マネジメント専門能力」の5つのコンピテンシーである。

　このなかで，「疑問に思うことを主任ミーティングなどで提起して解決している」「院内教育計画や勉強会への参加」「他職種とよい関係をもっている」などの「組織へのコミットメント」は，「実際に観察した主任の行動」（表4-1参照），「主任選出の基準」（表4-2参照）のなかには含まれているものであり，必要不可欠と思われた。

　しかしながら，モデル開発時点では実際のデータが不十分であり，面接記録から抽出できなかったコンピテンシーに関しては追加することなく運用することにした。その後，数年にわたり運用を続けるなかでデータが収集でき，必要不可欠と考えていた「組織へのコミットメント」について運用開始後の事例のなかから抽出された行動を整理し，新たに評価指標として加え，コンピテンシー・モデルを改訂した。

　このように，開発時には抽出できなかったとしても，運用を重ね，データを蓄積していくことで，新たにコンピテンシーを抽出したり，レベルの分類が妥当であるか見直したりすることができる。

第 5 章
今後の展望と課題

第5章
今後の展望と課題

評価者の質の担保について

　客観的な評価を行なうには，信頼性の高いコンピテンシー・モデルを作成することが重要であるが，同時にそれを適切に使いこなせる評価者を育成することが肝要である。評価者に求められる最も重要な点は，コンピテンシー1つひとつの意味を正確に理解することである。また，各コンピテンシーについてモデルのレベルごとの差異を明確に認識し，峻別できなければならない。すなわち，評価者がそのコンピテンシーのそのレベルが示す本質をとらえておくことが妥当性の高い評価の前提となる。

　評価者によって評価結果にばらつきが出ないようにするには，評価対象となる行動や場面の分析を何度も繰り返す必要がある。繰り返し分析することで，次第に結果が一致するようになり，コンピテンシーが共通言語化していく。そのためには，評価者間，被評価者と評価者間で看護管理者として自分がとった行動をコンピテンシー・モデルに関連づけて語るよう習慣化することが何より大切である。

キャリアラダーとの連動について

　多くの病院で，看護師としてのキャリア形成を促進するためのツールとしてキャリアラダー，あるいはクリニカルラダーといわれるものを作成している。これらは，看護師の臨床能力の発達を段階的に表わしたもので，新人レベルから卓越した看護実践ができるレベルまでを4段階，または5段階のレベルに分け，それぞれについて看護実践能力，組織役割遂行能力，教育・研究能力などの項目ごとに内容が記載され，それぞれのレベルにどのような臨床能力が相当しているかを把握できる。

　看護師長や主任など看護管理者は，看護スタッフに看護実践のモデルを示し，相談に応じ助言する立場でもあることから高い臨床能力が求められる。それゆえ，キャリアラダーの最上レベルの看護師のなかから，看護管理者に求められる必要最低レベルのコンピテンシーを満たした者を主任に選ぶのがよいと思われる。そして，主任がより上級のコンピテンシーを達成するよう教育，訓練を重ねて育成し，さらに上位のポジションにつなげていくことが望ましい。

　当院では，2007年度よりコンピテンシー・モデルの運用を開始し，2008年度よりキャリアラダーを本格的に導入したため，両者が上述のごとくリンケージする段階には至っていない。キャリアラダーの活性化を加速させ，コンピテンシー・モデルをキャリアラダーの上位に位置づける仕組みにしていきたい。

第5章
今後の展望と課題

抽出されていないコンピテンシーについて

　当院のコンピテンシー・モデルは6つのクラスター，16のコンピテンシーで構成されている。そのうち，「組織へのコミットメント」は，開発時には抽出されなかったが，運用開始後の事例のなかから抽出された行動を整理し，加えたものである。「秩序，クオリティー，正確性への関心」「組織の理解」「関係の構築」「技術的／専門的／マネジメント専門能力」の4つのコンピテンシーに該当する行動はこれまでの分析では抽出されていない。

　スペンサーらは，コンピテンシー・ディクショナリーは包括的であり汎用性はあるが，すべてのコンピテンシーがすべての職務に該当するわけではないとしている[1]。したがって，欠けているものがあるからといって必ずしも信頼性が損なわれるということではない。しかしながら，不可欠なコンピテンシーを見落としている可能性を完全に排除できないことに留意しつつ運用する必要がある。

おわりに

　人材マネジメントにコンピテンシーの概念を取り入れる意義は，「総合的な能力を行動によって見極められる（知覚される）」という点であろう。直接コンピテンシーという用語が使用されなくとも，厚生労働省が2004年に提案した「就職基礎能力」や経済産業省が2006年に提案した「社会人基礎力」の能力の基準も行動をベースにした能力表現となっており，行動から総合的な能力を分析していくというコンピテンシーの考え方は，日本社会においても一般的になっていくと思われる。

　本書で紹介したコンピテンシー・モデルが多くの病院に導入され，看護管理者の育成に活用されれば，個人と組織のパフォーマンスの向上に貢献するであろう。

虎の門病院看護部
宗村美江子

■付録　コンピテンシー・モデル一覧

クラスター	コンピテンシー	レベル0	レベル1	レベル2
達成とアクション	達成重視	001a 効率よく仕事をしている	101a 業務の無駄や非効率を見つけ，問題提起ができる	201a 業務の無駄や非効率を見つけ，業務改善を効果的に進める
達成とアクション	達成重視	001b 自己の目標達成に向けて前向きに取り組んでいる	101b チームの目標達成に向けて取り組んでいる	201b 部署の目標達成に向けて取り組んでいる
達成とアクション	イニシアティブ	002 監督されなくても仕事を遂行する	102 障害や反対を克服するために粘り強く行動する	202 現在の状況を把握し，問題解決のための行動を起こす
達成とアクション	情報探求	003 自分が把握すべき情報を認識する	103 正確な情報を求めて質問する	203 特定の問題について，その問題に深い関わりをもつ人たちに質問する
支援と人的サービス	対人関係理解	004 他の人たちの感情を理解する	104 他の人たちの感情と考え方を理解する	204a 積極的に他の人たちの理解に努める
支援と人的サービス	対人関係理解			204b 自分の感情，考えを表出する
支援と人的サービス	顧客サービス重視	005 患者・家族の根底にあるニーズを把握しようとする意欲がある	105 患者・家族の根底にあるニーズを把握する	205 患者・家族の根底にあるニーズに応えるために，ルーティン以上の対応をする（通常の努力の2倍まで）
インパクトと影響力	インパクトと影響力	006 自分の考えをもち，他者にインパクトや影響力を与えたいという意欲をもっている	106 他の人たちに自分の考えをアピールする	206 他の人たちの興味やレベルに合わせて自分の考えをアピールする

レベル3	レベル4	レベル5
301a 目標達成のため，システム，慣習を変更し，チーム力を高める	**401a** 目標達成のために影響力のある上司，スタッフを見極め，協力体制をつくる	**501** 目標達成のため，障害を乗り越え，長期間にわたり，懸命の努力を維持する
301b 目標達成のため，スタッフそれぞれに達成目標を提示する		
301c チャレンジングな目標を設定し，達成に向け努力する	**401b** リスクを解明し，最小限に抑えるアクションを起こす	
302 切迫した問題を解決するために，迅速に問題解決の行動を起こす	**402** 確固たる態度で，新しいプロジェクトを遂行する	**502** 新しいプロジェクトに他の人たちを巻き込み，目標を達成する
303 問題の根幹を探り，本質に迫るための質問をする	**403** 状況に関わりをもたない人たちにも接触し，彼らの見解，情報を活用する	**503** 必要なデータとフィードバックを得るために調査する
304a 言葉で示されていない他の人たちの問題に気づく	**404a** 他の人たちが自分の問題に気づくように反応しながら傾聴する	**504** 他の人たちの長期的，複雑な問題を理解し，解決できるよう支援する
304b 他の人たちの反応を予測しながら傾聴する	**404b** 他の人たちの具体的な長所，短所に気づき，根底にある問題を理解する	
305 患者・家族の根底にあるニーズに応えるために，多大な努力をする（通常の2〜6倍の努力）	**405a** 患者・家族のニーズに応えるために，周りの人たちにも多大な努力に参加させる	**505** 患者・家族のニーズに応えるために，組織的な問題に対して非防衛的に対応する
	405b 患者・家族のニーズに応えるために，迅速かつ非防衛的に対応する	
	405c 患者・家族のニーズに応えるために，通常の職務をはるかに超えた努力をする	
306 他の人たちへの影響を計算して，自分の考えをアピールする	**406a** 具体的な効果を上げるために計画的なアクションを起こす	**506** 第三者を活用し，高度で段階的なアクションを起こす
	406b 影響を考えて，2段階に分けてアクションを起こす	

■付録　コンピテンシー・モデル一覧（続き）

クラスター	コンピテンシー	レベル0	レベル1	レベル2
マネジメント能力	他の人たちの開発	007a 他の人たちに前向きの期待を示す / 007b 他の人たちに問題点を指摘する	107 他の人たちの能力や潜在的可能性に対して前向きに関わる	207 具体的な支援的助言を行なう
マネジメント能力	指揮命令－自己表現力と地位に伴うパワーの活用	008 適切な日常的指示を出す	108 状況の変化に応じて詳細な指示を出す	208 重要な長期的な業務に取り組めるように指示を出す
マネジメント能力	チームワークと協調	009 チームづくりに対する前向きな意欲がある	109 チームに適切で有用な情報を共有する	209 チームメンバーに対して前向きな期待を表明する
マネジメント能力	チーム・リーダーシップ	010 時間をコントロールし，役割を割り振る	110 意思決定から影響を受ける人たちに情報を伝える	210 チームのメンバーを公平に扱う
認知力	分析的思考		111 一元的な問題に気づく	211 原因と結果の簡単な関係を理解する
認知力	概念化思考		112 常識，過去の経験を活かして状況を把握する	212 現状と過去の経験の間に重大な差を発見する
個人の効果性	セルフ・コントロール	013 衝動的行動をしない	113 感情をコントロールする	213 強度の感情をコントロールし，冷静に議論やその他のプロセスを続ける
個人の効果性	自己確信	014 自分自身を評価する	114a 自分自身で意思決定する / 114b 自分の責任を認める	214 自分で意思決定し，実行する
個人の効果性	柔軟性	015 仕事の変化を受け入れる	115 他の人の意見に含まれる妥当な部分を認める	215 他の人の反応に応じて自らの行動を変更する
個人の効果性	組織へのコミットメント	016 身だしなみなどの組織規範を守る	116 他の人が与えられたタスクを完遂することを助ける	216 目的意識を明確にし，コミットメントを示す

レベル3	レベル4	レベル5
307a 他の人たちの能力開発のために課題を与える	407a 他の人たちの能力開発のために多元的フィードバックを行なう	507a 他の人たちが自信を築くような成功体験を積ませる
307b 理由と根拠を伴った指示を与え，見本を示す	407b 他の人たちが失敗したとき，安心感を与えるように関わる	507b 部下のコンピテンシーを評価し，得意な方法で業務を遂行できるように権限と責任を委譲する
	407c 人格を否定せず，行動に対してネガティブフィードバックを行なう	
308a しっかり自己主張する	408 業務上の問題について公に議論する	508 ルール遵守に導くために，コントロールされた怒りや強制的な態度を効果的に活用する
308b 達成基準を設定し，厳しい態度で対応する		
309 チームのメンバーすべてが意思決定に参加できるように働きかける	409a 他の人たちを励まし，重要であると確信するよう導く	509 チーム内の対立を公の場に持ち出して解決する
	409b 協力して目標に向かうチームを築く	
310 チームメンバーのやる気と生産性を高めるよう働きかける	410a チームの利益を守るために役割を果たす	510 人を動かす強力なビジョンを伝え，チームの力を引き出す
	410b リーダーとしてポリシーを表明し，メンバーがそれに賛同するように導く	
311 問題や状況の複雑な関係を理解する	411 問題解決の障害を予測し，前もって解決策を考えておく	511 多岐にわたる複雑な問題や状況を系統的に分解し，いくつかの解決策を見出す
312 学習した複雑な概念を適用し，調整する	412 複雑な状況に重要な課題を見つける	512 他の人にはあいまいに見える問題や状況について，新しい見方を示す
313 効果的にストレスをマネジメントする	413 強度のストレスをコントロールし，問題の原因に対して前向きに対応するためのアクションを起こす	513 自らの感情をコントロールするだけでなく，他の人たちの冷静さを取り戻す
314a 自分の失敗原因を理解し，解決策を見出す	414 自分の判断，発言に自信をもって主張する	514 上司などに対して自分の意見，立場をはっきり自信あふれる態度で表明する
314b 自分の能力，判断に自信をもっている		
315 状況に合わせて自らの行動や方法を変える	415 状況に合わせて目標達成に向けた戦略を修正できる	515 状況に伴うニーズに合わせて組織変革を進める
316 自分の専門職としての興味よりも，組織のニーズを満たすことを優先させる	416 組織に利益をもたらす意思決定は断固として守り抜く	516 組織の長期的利益に対しては，自部署の短期的利益を犠牲にする

【引用・参考文献】

1) ライル・M・スペンサー，シグネ・M・スペンサー著，梅津祐良他訳：コンピテンシー・マネジメントの展開．21，生産性出版，2011．
2) 日本看護協会編：日本看護協会看護業務基準集改訂版．508，2007．
3) 井部俊子監修：ナースのための管理指標MaIN．医学書院，2007．
4) 青戸まり子ら：コンピテンシーから分析した部下が望む看護師長像．日本看護学会論文集（看護管理），36，347-349，2006．
5) 市川官子ら：主任看護師のコンピテンシー分析　コンピテンシー測定調査票を使用して．日本看護学会論文集（看護管理），36，291-293，2006．
6) 真下綾子ら：PFI導入による経営環境変化に対応するために発揮された看護管理者のコンピテンシー．日本看護管理学会誌，13(2)，31-40，2009．
7) 前掲書1，31．
8) 前掲書1，39．
9) 前掲書1，43．
10) 前掲書1，46．
11) 前掲書1，50．
12) 前掲書1，55．
13) 前掲書1，68．
14) 前掲書1，72-73．
15) 前掲書1，77．
16) 前掲書1，81．
17) 前掲書1，87．
18) 前掲書1，90．
19) 前掲書1，100．
20) 前掲書1，100．
21) 前掲書1，103．
22) 前掲書1，108．
23) 前掲書1，111．
24) 本寺大志：コンピテンシー・マネジメント．日本経団連出版，2000．
25) 前掲書1，122．
26) 前掲書1，124．
27) 前掲書1，251-252．
28) 前掲書1，254．
29) 前掲書1，137．